Pole Dance Nivel Intermedio

Para Fitness y Diversión

Por

Danni Peck

Traducido por

Areaní Moros

Introducción al Pole Dance nivel Intermedio

Probablemente ya te has familiarizado con tu tubo, o *pole*, y esto es genial. Pero, ¿te gustaría ir más allá? Es ahí donde entra este libro. En él encontrarás todo sobre algunos de los increíbles movimientos de *pole* intermedio que puedes aprender y perfeccionar.

Comenzar a practicar pole dance es de por sí un primer paso enorme, y ya lo tomaste. Sabes cómo hacer los giros y movimientos básicos. Pero, ¿qué pasa con algunos de los otros movimientos que ves? ¿Qué pasa con esos movimientos muy bonitos que ves en tantos videos de *pole* en internet que te hacen pensar "oye, realmente quiero hacer eso"? Bien, tú puedes. Este libro te llevará a través de lo que necesitas saber sobre los movimientos de nivel intermedio.

Ahora, tardarás un poco más en aprender estos movimientos. No porque sean súper complejos, pero son una sensación diferente. Tendrás que superar algunos miedos básicos que pudieras tenerle al tubo, y hablaremos de esos temores más adelante. Está completamente justificado, y tal vez al principio no quieras hacerlo, sólo por lo intimidante que es. Pero no desesperes ni te preocupes. En su lugar, lee este libro, aprende sobre el tema y algunos de los movimientos intermedios más impactantes, y comienza a practicar exitosamente pole dance.

Este es tu próximo paso, y creo en ti. Tú puedes, así que asegúrate de tomarte el tiempo para aprender más acerca de todo lo que necesitas para que puedas practicar pole dance con éxito y, definitivamente, te sentirás increíble cuando termines de leer este libro y aprendas los movimientos que aquí te muestro.

Todo sobre la Inversión

Lo primero que debes aprender cuando de técnicas intermedias se trata, es la "inversión". Esta implica ponerte de cabeza, y es para muchos la parte clave para el avance en el aprendizaje de movimientos más difíciles. Sin embargo, es importante tener en cuenta que este movimiento no es fácil.

La inversión puede ser uno de los movimientos más difíciles con los que comenzarás, porque no sólo requiere de gran fuerza física, también debes tener mucha fuerza mental. Podrías sentir miedo apenas veas el tubo y la idea de colgar al revés tal vez te aterrorice completamente. Sin embargo, eso es totalmente normal, y abordaremos ese miedo con más detalle más adelante.

Nada que temer, más que el miedo mismo

Cuando ves a esas chicas colgando de cabeza, lo primero que probablemente piensas es lo completamente fácil que debe ser. Bueno, ese no es el caso. Por un lado, una inversión requiere de mucha fuerza, pero también toma un poco de agallas, y la capacidad para enfrentar tus miedos.

Para muchos, la idea de colgar al revés puede parecer fácil al principio, pero a veces asusta un poco cuando intentas hacerlo. Esto se debe a que sientes que podrías llegar a caer, y ese miedo a caer es a menudo la diferencia entre colgar de cabeza con éxito, y no hacerlo. Sin embargo, no hay una razón para realmente preocuparse mucho, ya que puedes entrenarte para superar este miedo.

La mejor manera de superar este miedo es simplemente seguir haciendo el truco. Con las inversiones, puedes intentarlo unas cincuenta veces antes de que finalmente lo consigas, y podrías sentirte un poco asustada inicialmente. Sin embargo, no te preocupes. Sigue haciéndolo una y otra vez. Definitivamente verás la diferencia muy pronto. A menudo, si practicas esto por lo menos 5-10 veces en cada sesión y después vuelves a tus otros ejercicios, te sentirás mucho mejor también.

A su vez, es bueno trabajar en recoger tus piernas hacia arriba. Puede ser que consigas elevarlas, pero podrías luchar con esa parte final de la inversión. Si es necesario, trabaja en ello, preparando tus abdominales para la tarea. Recuerda, esto requiere mucha fuerza abdominal, por lo que debes asegurarte de que tu cuerpo está preparado para esto antes de comenzar.

Además de esto, si temes que vas a lastimarte, pon algunos cojines sobre el suelo alrededor del tubo. De esa manera, si de verdad caes, no te lastimarás. Si estás haciendo esto en pisos de madera, es recomendable tener algo alrededor del tubo, en caso de estos accidentes.

Los abdominales son esenciales

Cuando se trata de invertirte, necesitas fuerza abdominal. Piensa en ello, ¿cómo vas a patear las piernas hacia arriba y mantenerlas allí si no tienes ninguna fuerza abdominal? Es importante que comiences a construir tus abdominales, ya sea durante tus sesiones de práctica, o fuera de ellas.

En particular, debes enfocarte en tus abdominales bajos. Puede ser que tengas excelentes abdominales superiores, pero si no tienes los más bajos, sencillamente no podrás levantar tus pies hacia arriba. Para trabajar en esto, las planchas y los ejercicios abdominales que involucran las piernas ayudan mucho. Siempre debes trabajar en todos tus músculos abdominales, pero si quieres agregar un poco más a tu entrenamiento abdominal, considera estos ejercicios antes de comenzar.

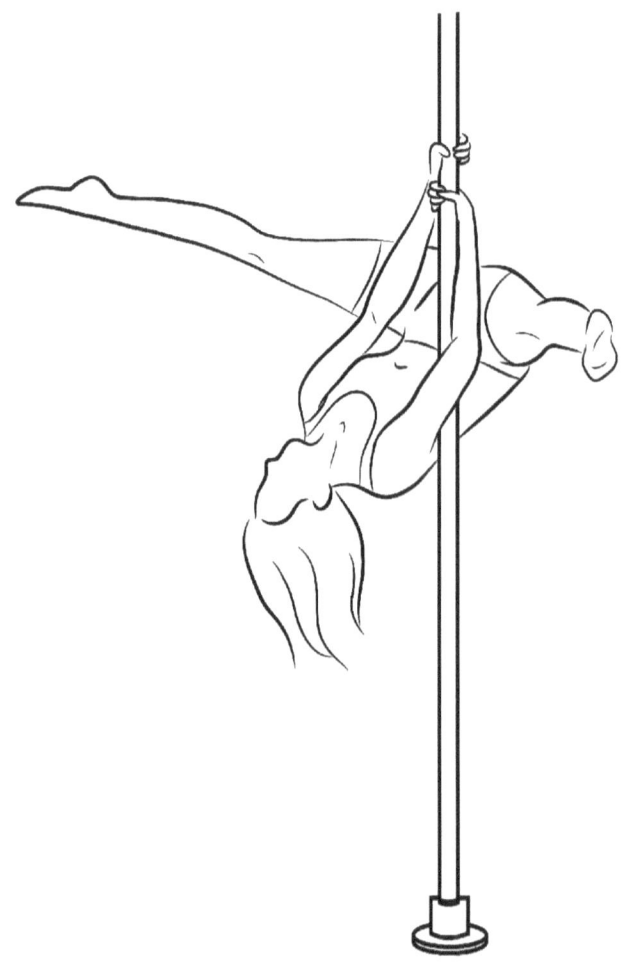

Cómo hacer una Inversión

Ahora que tienes una buena comprensión de lo que harás a continuación, es hora de trabajar en la inversión. Lo ideal sería hacerlo "barriendo" la pierna hacia afuera y no tratando de "patear" o hacer un arranque en marcha. Debes asegurarte de que el peso vaya desde el pie trasero al pie en frente, de manera que la pierna exterior suba en un movimiento de "barrido". Estarías trabajando para hacer un pivote hacia arriba, torciendo los brazos para pivotar hacia arriba.

Es cuando haces barrer la pierna hacia arriba, que entra en juego la fuerza abdominal. Asegúrate de que los músculos estén trabajando todos juntos en una línea muy larga, casi como una plancha, pasando de estar "al derecho", a invertida. Debes intentar tirar del tubo hacia abajo con tus brazos, casi tirando de él hacia la entrepierna. No debes pensar en conseguir levantar las piernas al tubo, sino en dominar cómo llevar la entrepierna al tubo. Sí, esto suena loco, pero es exactamente como debes hacerlo.

El movimiento debe parar cuando las caderas lleguen al tubo, y una vez allí, deben estarlo por completo. Para este punto, tu peso debe estar casi vertical y debes ya casi tener el equilibrio para ponerte de cabeza incluso sin usar tus piernas. Debería ser fácil para ti si tienes las caderas totalmente elevadas. Una vez que estás en el aire, barre la pierna hacia el frente del poste para afianzar el agarre.

Si tiendes a enganchar el tobillo y luego tirar de la entrepierna hacia el tubo, debes romper este hábito escogiendo un punto a unos 1.5mt por encima de ti y llevar el tobillo a ese lugar. Si es necesario, ata una bufanda allí firmemente y después mantente completa cerca del tubo hasta que tus caderas estén casi por sobre tu cabeza. Podrías sentirte ingrávida, porque estás presionando hacia abajo y hacia arriba a la vez. Si estiras los brazos antes de eso, estarías "pateando" hacia arriba, y no moviendo tu trasero hasta el tubo. Asegúrate de trabajar en tratar de llevar la entrepierna hasta el tubo. Esa es la prioridad.

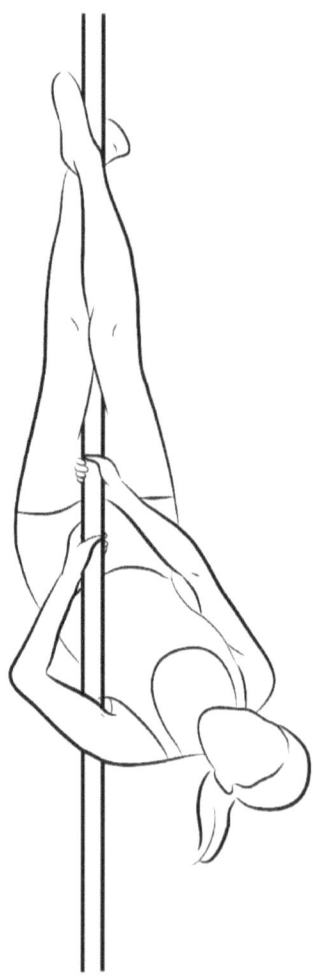

Si comienzas a formar el hábito de moverte detrás del tubo, ese podría ser otro problema, y podría traer complicaciones cuando estés tratando de elevar tus piernas y mantener tus caderas directamente sobre el tubo. Si estás alejada del tubo, o incluso arqueada hacia atrás, no podrás doblar tu cuerpo y mantenerte en la posición. Esto lo hace mucho más difícil, porque las caderas se alejarán del tubo, y sólo podrás tener tu tobillo sobre él. Debes asegurarte de estar atenta a esto.

Realmente, la acción clave aquí es conseguir llevar tu entrepierna al tubo. Debes estar cerca, y deberías estar usando esa fuerza para llegar hasta allí, pero si está siendo muy difícil para ti, intenta reforzar más los abdominales para ayudar a involucrar todo tu cuerpo Te sorprenderá la diferencia que esto puede hacer en tu cuerpo; todo lo que podría ser diferente como resultado de hacerlo. Si estás luchando con esto, inténtalo una y otra vez. Recuerda, si no puedes subir bien tus piernas, observa tu posición, porque podría hacer toda la diferencia.

Este capítulo versó sobre cómo hacer uno de los movimientos más asombrosos y probablemente más aterradores con los que puedes comenzar cuando practicas pole dance. Las inversiones son una acción clave para aprender, ya que muchas partes diferentes del pole dance las incluyen. Apréndelas, domínalas y pronto verás la diferencia a medida que avances.

Giros Intermedios para aprender

Ahora hay otros giros que puedes aprender. Éstos son simples, pero efectivos. Si ya dominas lo básico y quieres algo un poco más complicado, entonces has llegado al capítulo correcto. Este capítulo repasará algunos de los mejores giros intermedios para aprender cuando haces pole dance.

Gacela o Stag contrario

¿Recuerdas el giro de Gacela del libro para principiantes? Bien, hay una versión en reversa, o contraria. Es imperativo que sepas hacer la Gacela o *Stag* normal antes de intentar el contrario ya que puede ser un poco más complicado. Tendrás que confiar mucho más en la fuerza de los brazos para sostener la posición elevada.

Esencialmente, es un giro de Gacela donde vas en una rotación hacia atrás en lugar de una hacia adelante. Tu pierna no se enganchará alrededor del tubo como un giro de Gacela normal, por el contrario, será tu muslo a estar contra él. Te sostendrás con los brazos, y cuando estés lista, puedes mover tus piernas a esa posición, y luego mantenerla allí. Es un tipo extraño de sensación, sobre todo porque no se siente "normal". A menudo, el mayor desafío es acostumbrarse a cómo se siente antes de hacerlo, ya que puede ser algo extraño.

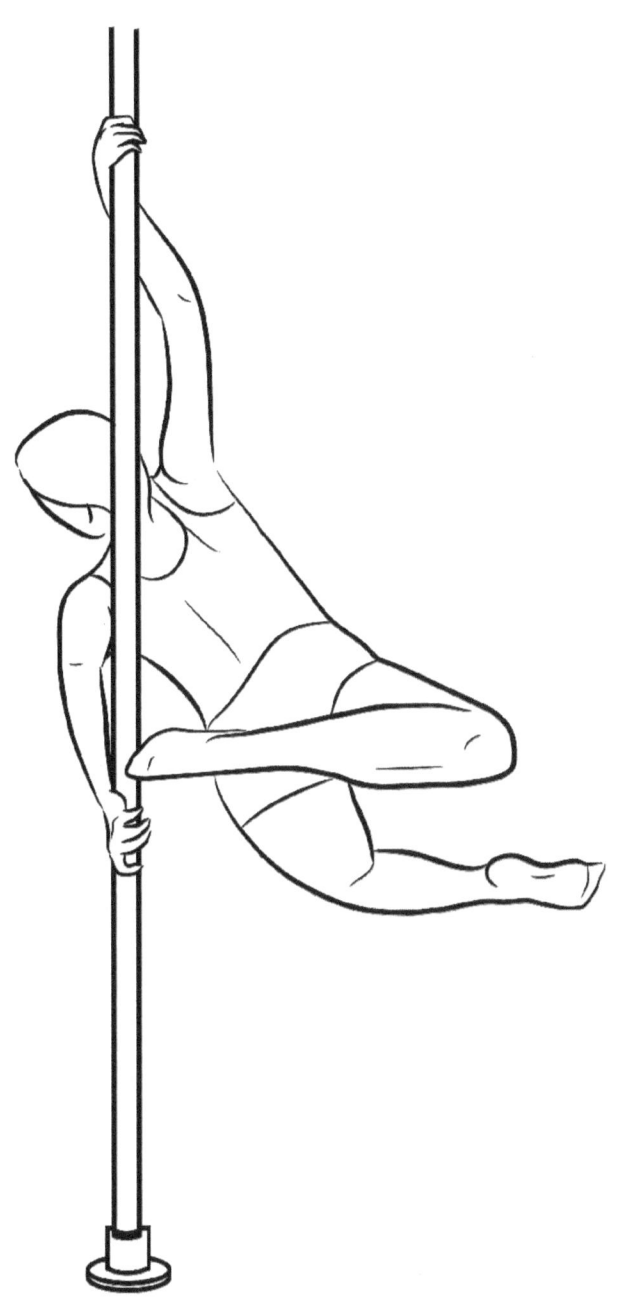

Chopper o Helicóptero

Si eres fanática de colgar boca abajo y girar, este es un gran truco para aprender. También debes trabajar en hacer punta de pies. Este es un error común que muchos principiantes en pole dance olvidan, pero apuntar los dedos de los pies hace una diferencia en lo bonito que un movimiento se ve. Debes trabajar en subirte al tubo antes de comenzar a hacer esto.

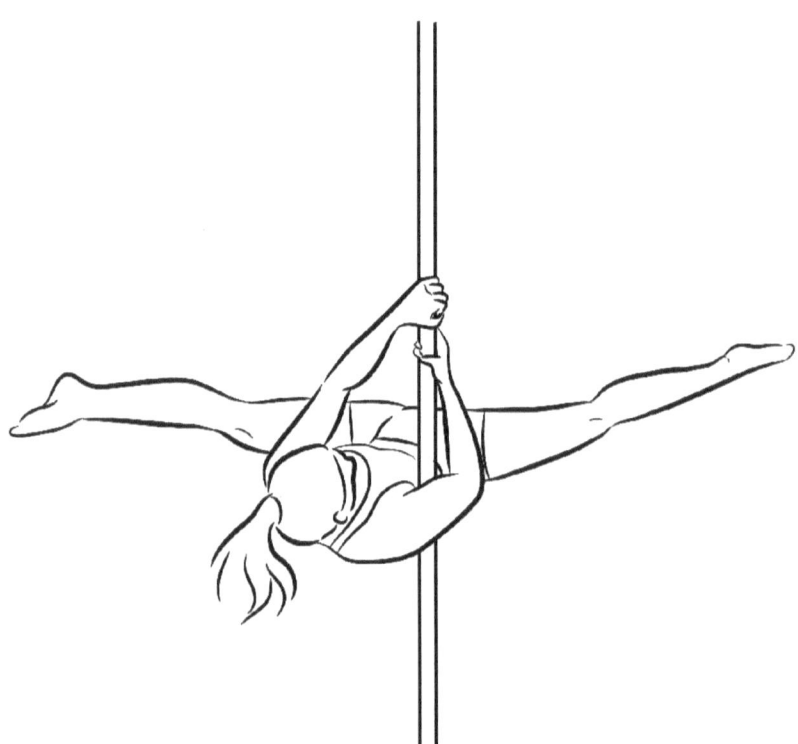

Debes caminar alrededor del tubo mientras lo sostienes con tu brazo interno, similar a cómo comienzas una inversión. Entonces, sostén el tubo con tu brazo exterior, utilizando tus abdominales para levantar tu cuerpo hacia arriba como lo harías para invertirte, y una vez invertida, debes extender tus piernas hacia afuera y dejar que tu cuerpo gire alrededor del tubo. Esto es ideal para los abdominales, ya que es un gran desafío.

Carrusel a horcajadas o Straddled

Este es un gran giro para aprender si quieres crear un movimiento bonito con las piernas aún contra el tubo. Comienza caminando alrededor del tubo y agarrándolo con el brazo interno. Luego, lleva tu brazo externo al tubo en un agarre "partido" o *split*, que es esencialmente tener las manos separadas unos 30-60cm. A continuación levanta las piernas y mantenlas hacia adelante en forma de V. Serán tus manos las que sostengan principalmente tu peso. Ahora apunta los dedos de los pies para dar a este giro un toque extra. Esto es ideal para la fuerza de los brazos también.

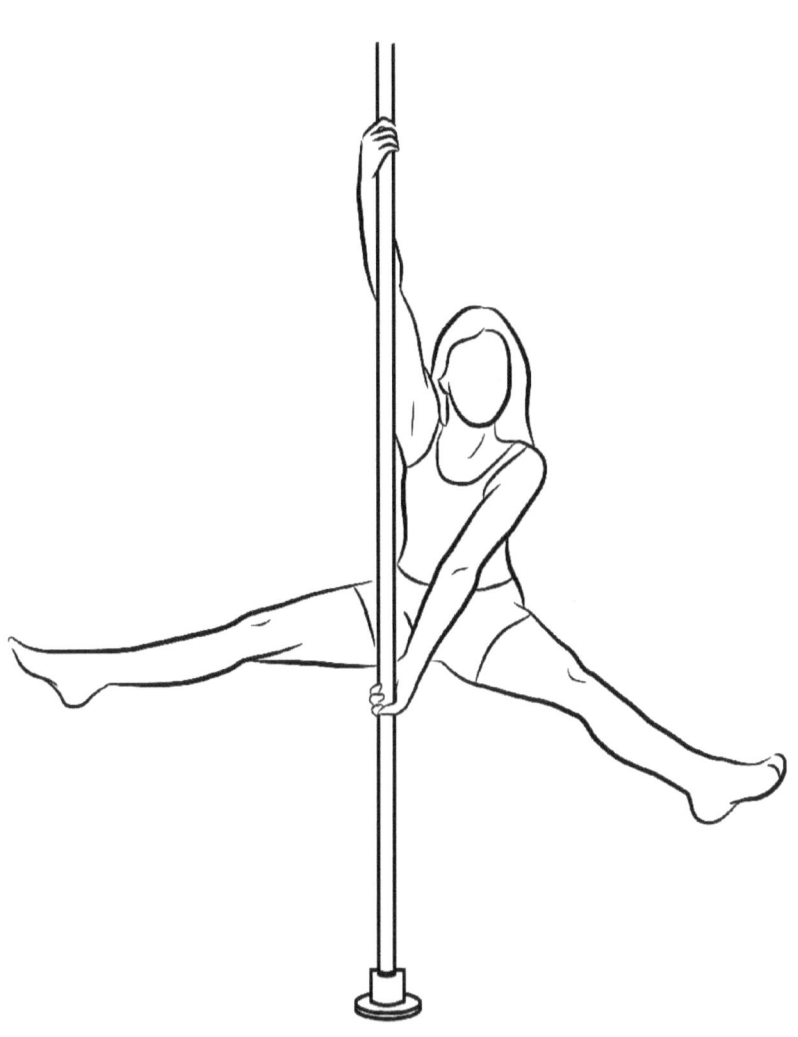

Carrusel "Fang" o Floater

Este es otro giro de carrusel que se ve muy bien y tiene un poco de desafío adicional. Notarás con estas vueltas que el foco está ciertamente en el agarre y la fuerza de los brazos.

Para empezar, camina con el brazo interior sosteniendo el tubo. Lleva entonces tu brazo opuesto al tubo, en un agarre *split*, igual que antes. Esta vez, mantén las piernas en alto; en lugar de dejarlas caer a ambos lados del tubo, como en el *Straddle*, debes doblarlas detrás de ti a nivel de rodilla. Los dedos de los pies deben estar en punta. Tu peso seguirá recayendo en tus brazos, pero es una gran manera de crear un mejor giro exterior.

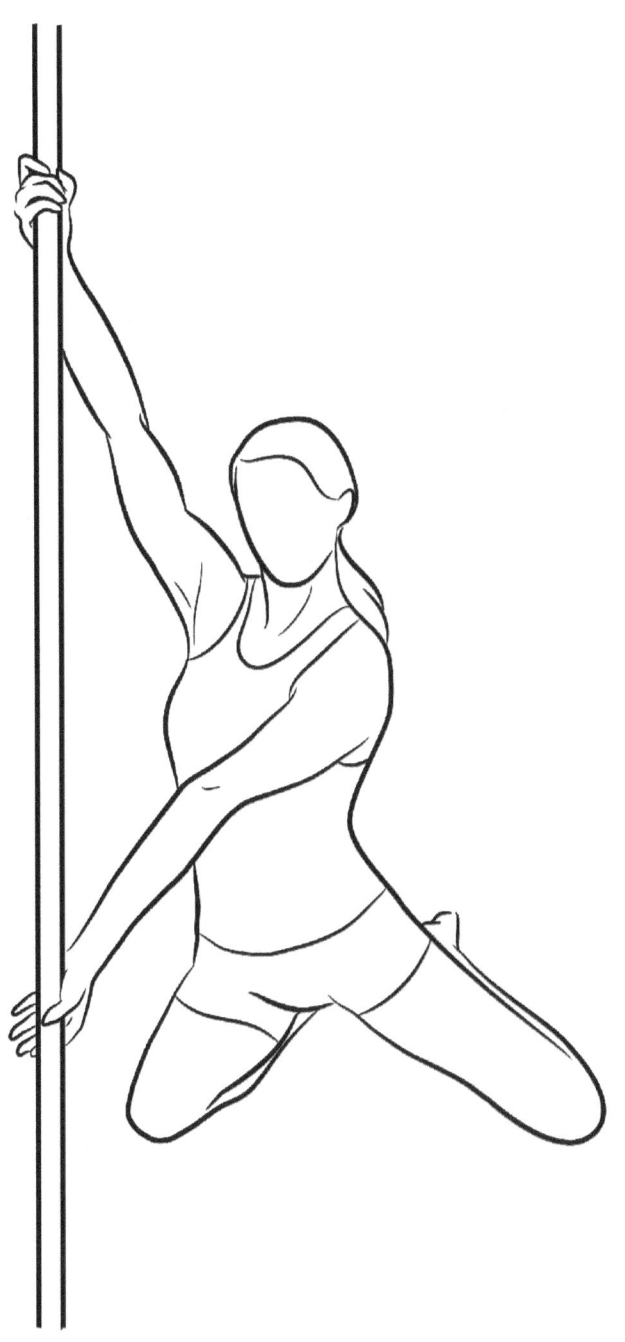

Tirabuzón contrario

Este es un giro que puede parecer un poco incómodo al principio. Sin embargo, una vez que te familiarices con el truco, y la ubicación de los brazos, lucirá genial.

Para comenzar, debes caminar alrededor del tubo agarrándolo con el brazo interno. Ahora, en lugar de mover normalmente la pierna externa hacia adelante o alrededor, mueve tus piernas a la posición de Gacela. Esto es un poco raro al principio, y puede que te sientas tonta, pero practica al menos levantar los pies y hacer esto. Deberás entonces agarrar el tubo detrás de ti con tu brazo externo, manteniendo los hombros contra el tubo. Apunta los dedos de los pies mientras lo haces y arquea la espalda.

Esencialmente, éste es uno de los giros más duros, simplemente porque conseguir elevar tus pies así y hacer que se vea estéticamente agradable puede ser bastante complicado. Es mejor si te resulta difícil, que domines el giro de Gacela contraria antes de seguir adelante, ya que en cierto sentido, este giro es una progresión de aquél.

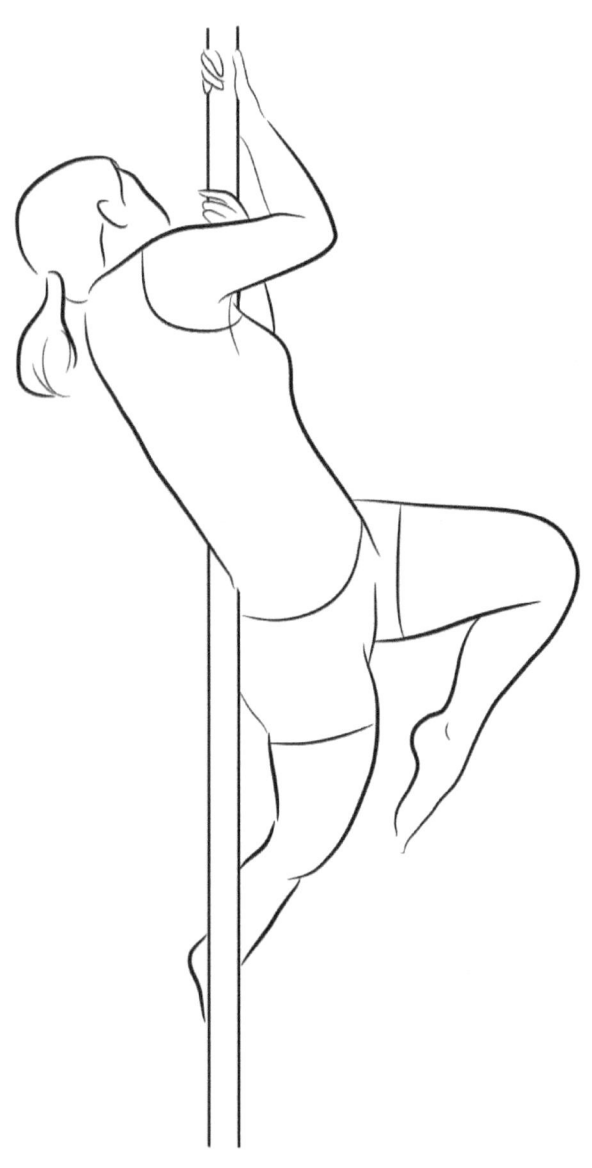

Tirabuzón Lateral

Este es otro giro divertido, y es probable que lo hayas visto antes. Es una gran manera de construir también hacia otros movimientos más complicados, por lo que es muy bueno aprenderlo.

Para comenzar, camina alrededor del tubo agarrándolo con tu brazo interior. Lleva entonces tu brazo exterior también al tubo por el otro lado, en un apretón básico de *handspring*. Mientras te sostienes así, comienza a posicionar tu cuerpo horizontalmente. Debes recoger tus piernas y de allí, aflojar lentamente tu agarre mientras te mueves hacia abajo por el tubo. La posición de la mano, combinada con la elevación de los pies recogidos, a menudo puede ser la mayor dificultad, así que asegúrate de mantener tus abdominales comprometidos mientras lo haces.

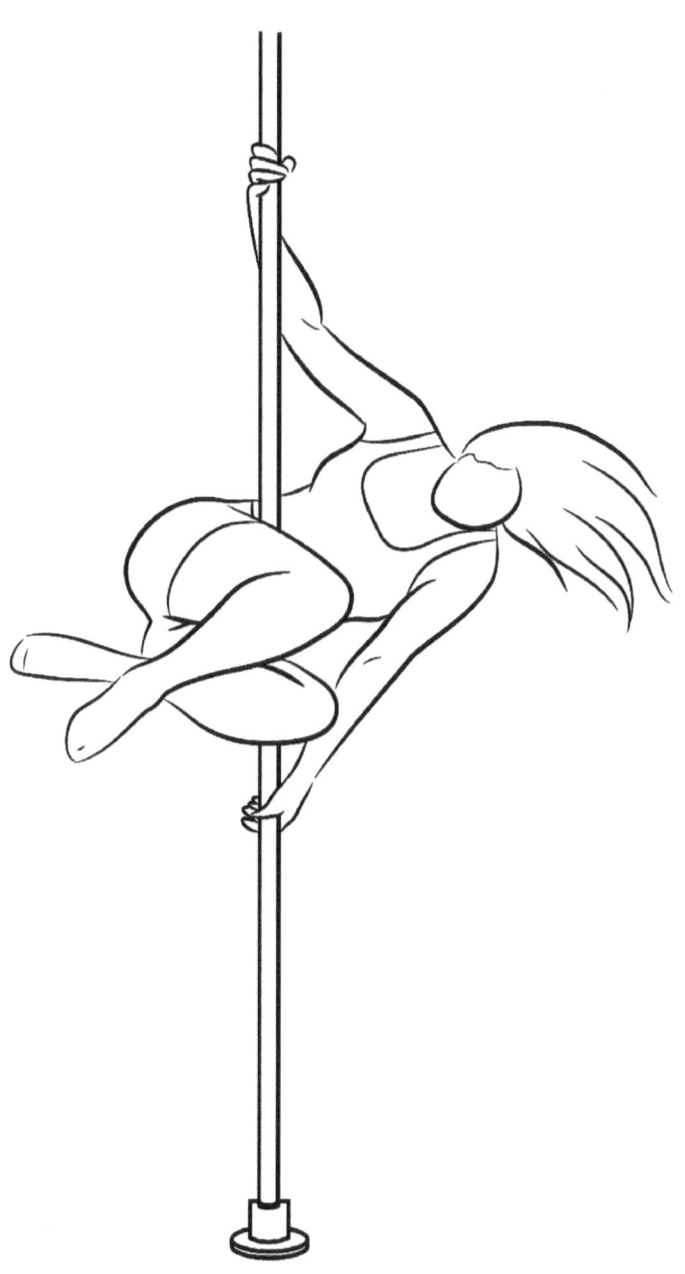

Low Lift

Éste es un giro divertido que requiere un poco de trabajo abdominal serio. Para hacerlo, debes comenzar en el piso con la rodilla más cercana al tubo en una posición hincada y tu otra pierna extendida en un *lunge* lateral. Debes tener las manos a unos 15cm de distancia, agarrando el tubo parecido a un bate de béisbol. Balancea la pierna que está más afuera alrededor del poste y después, eleva y sostén tu rodilla alejada del piso. Esto te pondrá básicamente en una variante del Tirabuzón lateral. Este es un movimiento mucho más difícil y requiere un núcleo muy comprometido, así que asegúrate de trabajar en ello.

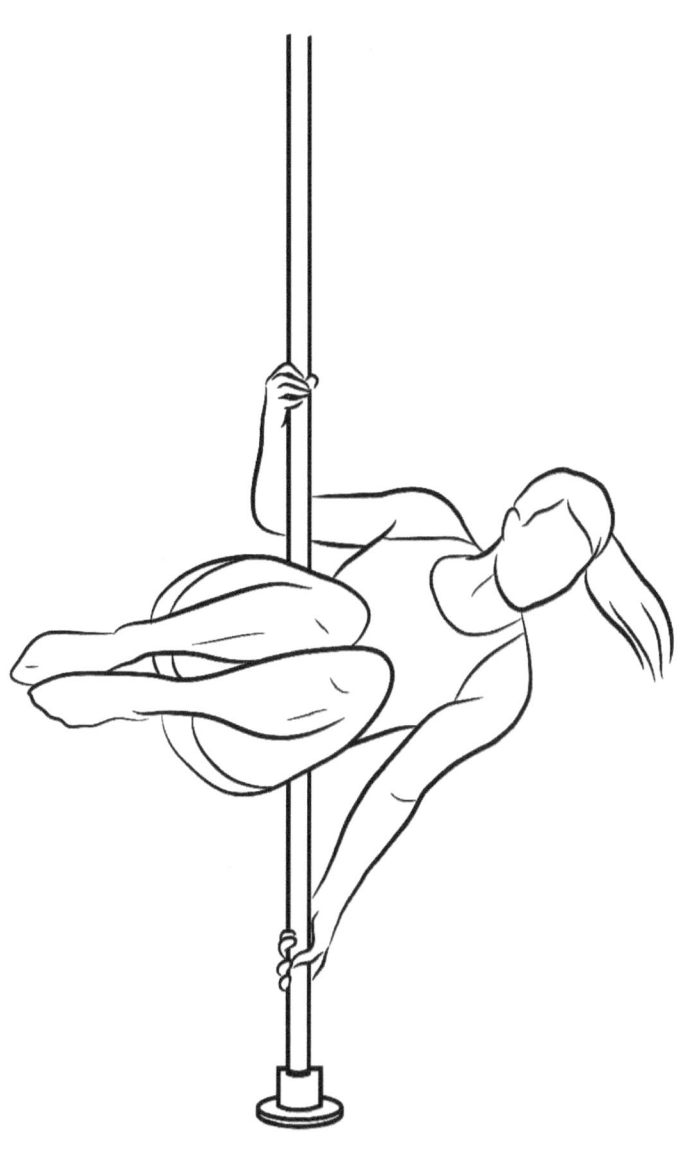

Este capítulo repasó algunos de los giros más difíciles que puedes probar. Pueden ser complicados, pero son bastante divertidos, así que asegúrate de practicarlos un poco antes de probarlos.

Inversiones intermedias para practicar

Hemos repasado cómo hacer la inversión básica, ahora es el momento de hablar sobre algunos de los diferentes trucos de inversión que puedes hacer a partir de aquí. Una vez que hayas levantado tu cuerpo del suelo a una posición invertida, hay mucho que puedes hacer, y este capítulo repasará lo que puedes hacer para mejorar tus habilidades de *pole dance*.

Extensión de la Inversión básica

Para hacer este truco, debes comenzar con la inversión básica. Desde allí, envuelve tus piernas alrededor del tubo, cruzando los tobillos y agarrándolo fuertemente entre las piernas. Puedes aflojar el agarre lentamente para deslizarte hacia abajo. Cerciórate de mantener la cabeza recogida, ya que puedes lastimar tu cabeza y cuello.

Una advertencia sobre las inversiones, es el hecho de que cuando las hagas, sentirás los músculos arder. Puede ser que incluso consigas algunos moretones también. Si no te dolía antes, podría dolerte al final de esto. Es importante no darte por vencida, sino construir sobre ello. No sufrirás para siempre y acondicionar la piel para sostener así tu cuerpo es parte integral de tu éxito.

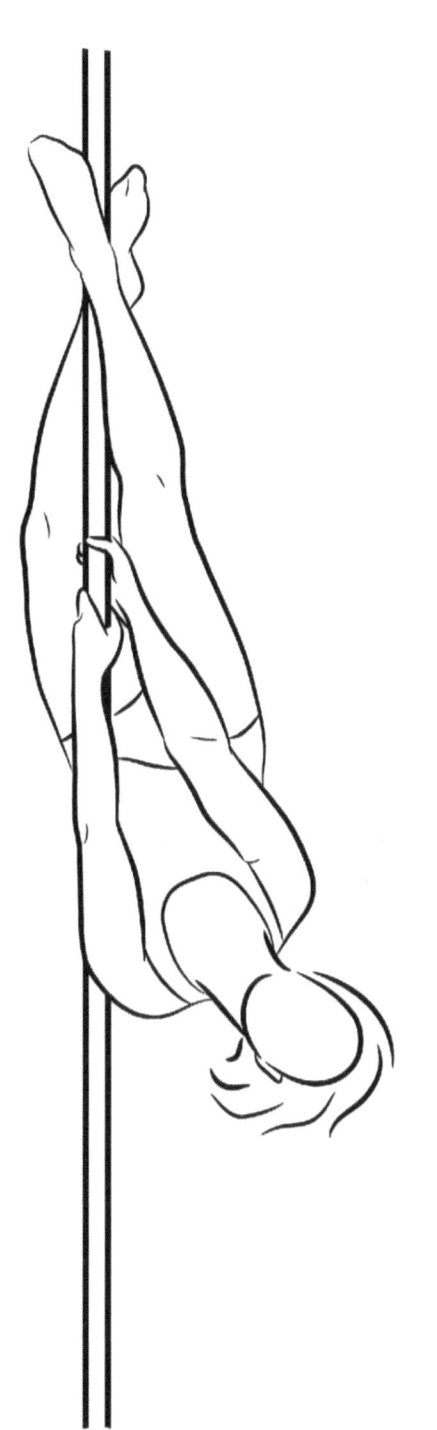

Palanca o Inversión Contraria

Este es un truco que puedes comenzar desde el suelo. En lugar de invertirte, comienza con una escalada básica, subiendo lo más alto que puedas, y luego estira las piernas en posición de *pike*, que es cuando las extiendes con los tobillos cruzados. Debes entonces tener el tubo entre tus muslos, apretándolo con fuerza, y de allí, reclinar lentamente tu cuerpo hacia atrás, soltando una mano a la vez. Reclínate por completo, con los brazos extendidos y la espalda arqueada. Esto puede ser matador para tus muslos al principio, así que asegúrate de trabajar en su acondicionamiento antes de probar esto. Para terminar, puedes elevar el torso, agarrar el tubo con tus manos y liberar el agarre de las piernas.

Ahora, quitar las manos del tubo es probablemente una de las cosas más aterradoras. A menudo nos va bien separando una o dos piernas, pero cuando se trata de dejar que sean tus piernas a sostenerte, puede ser aterrador. Es imperativo ir una mano a la vez, para que no te asustes a ti misma, y hacerlo correctamente para ayudar a superar tu miedo.

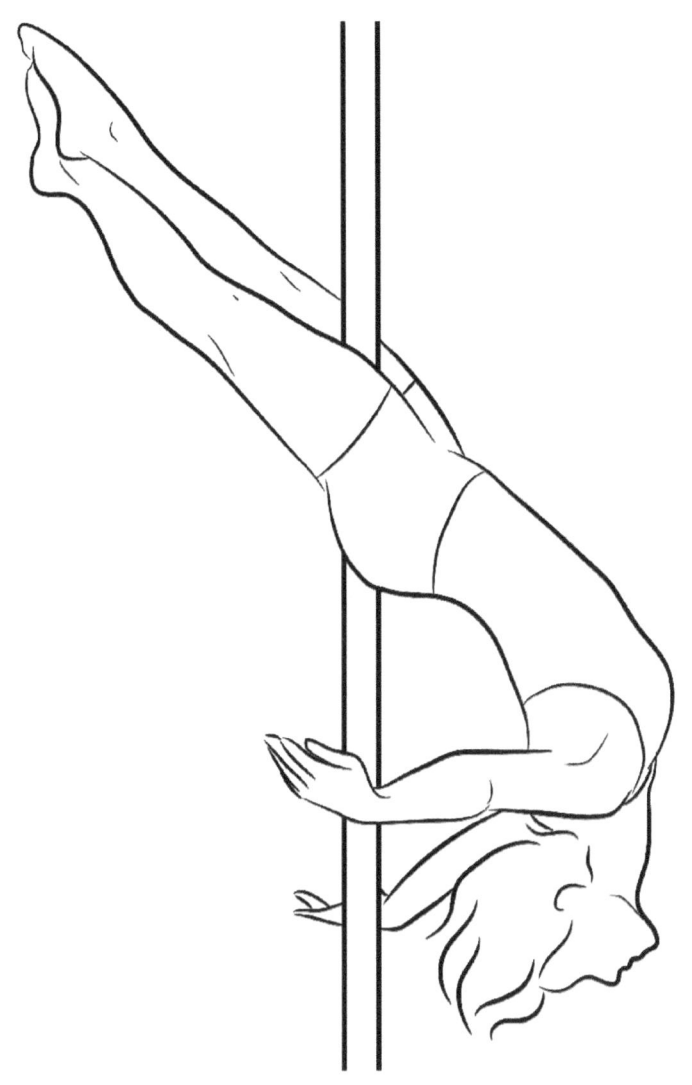

Palanca de Pierna Cruzada

También conocida como *Lean Back*, *Cross Knee Release* o Inversión Contraria de Pierna Cruzada, esta es una variación de la Palanca o Inversión Contraria. Tus muslos seguirán sosteniendo el peso de tu cuerpo, pero esta vez cruzaras las piernas a nivel de las rodillas para crear una posición sentada, con una pierna extendida y la otra flexionada, teniendo un muslo sobre el otro y apretando el tubo entre ellos. En este punto, también puedes crear casi un ángulo recto si deseas probarlo, pero si no, inclínate lentamente hacia atrás y suelta el tubo, usando una mano a la vez. Ve hacia atrás completamente, estirando los brazos hacia fuera y arqueando la espalda.

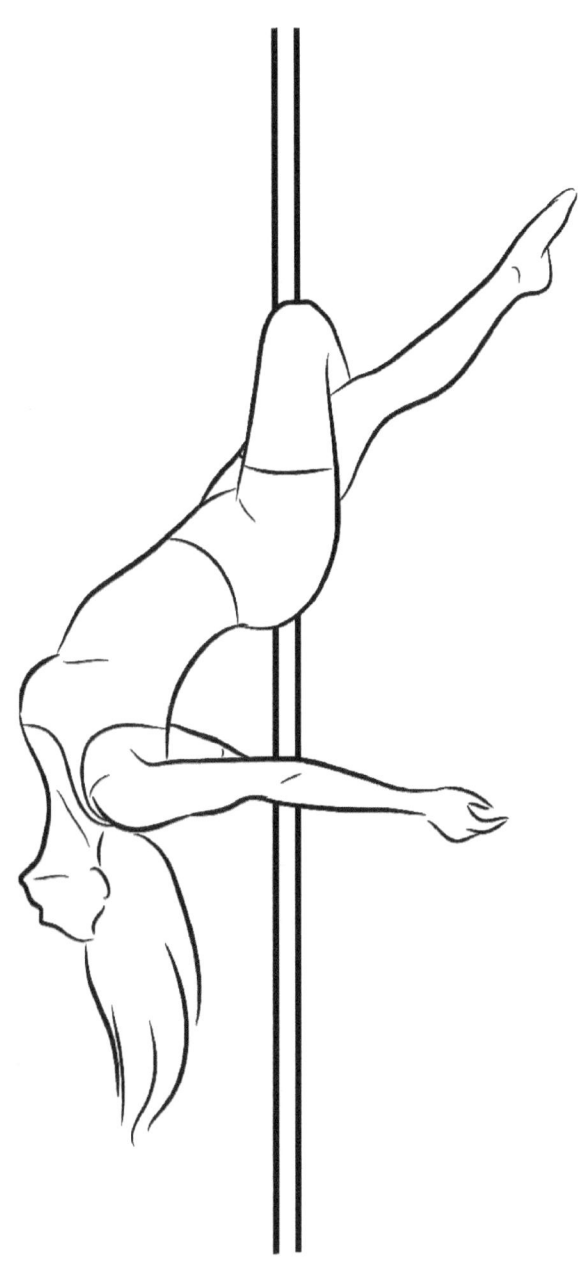

Abdominales en Palanca

Ahora, una vez que te has invertido, esto es algo más que puedes hacer para darle un toque extra a una Palanca. Puede resultarte complicado ya que requiere de mucha fuerza abdominal, además de la fuerza en piernas y brazos, así que asegúrate de que has estado trabajando en tus músculos antes de probar esto. Realiza una Palanca o Inversión Contraria de pierna cruzada y, una vez que estés segura en la posición, flexiona tus brazos detrás o a los lados de tu cabeza y levanta y baja tu torso hacia el tubo, haciendo uso de tus abdominales, las veces que te sientas cómoda.

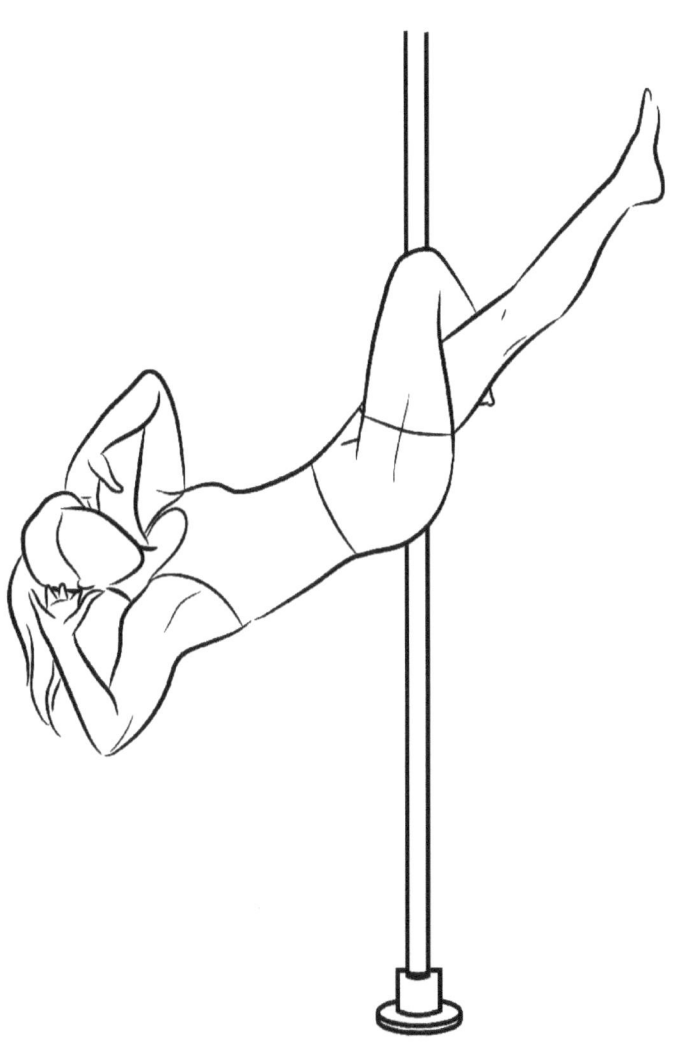

Mariposa

Esta es una inversión divertida que requiere que tengas más fuerza en brazos y piernas trabajando juntos. Para empezar, comienza invertida, y luego lentamente lleva una de tus manos a un agarre partido. Debes decidir de antemano cuál pierna separarás del tubo, y mover el brazo con ella también. Por ejemplo, si deseas que sea tu pierna derecha, tienes que mover tu mano derecha lentamente hacia abajo. Mantén la otra mano y pierna en el tubo. Una vez que hagas esto, apunta los dedos de los pies y suelta la pierna por completo. Mantenla doblada y en posición. Esto puede ser un poco intimidante, especialmente si no mueves la mano hacia abajo primero, así que trabaja en llegar a un agarre partido antes de hacer el resto, ya que será más fácil.

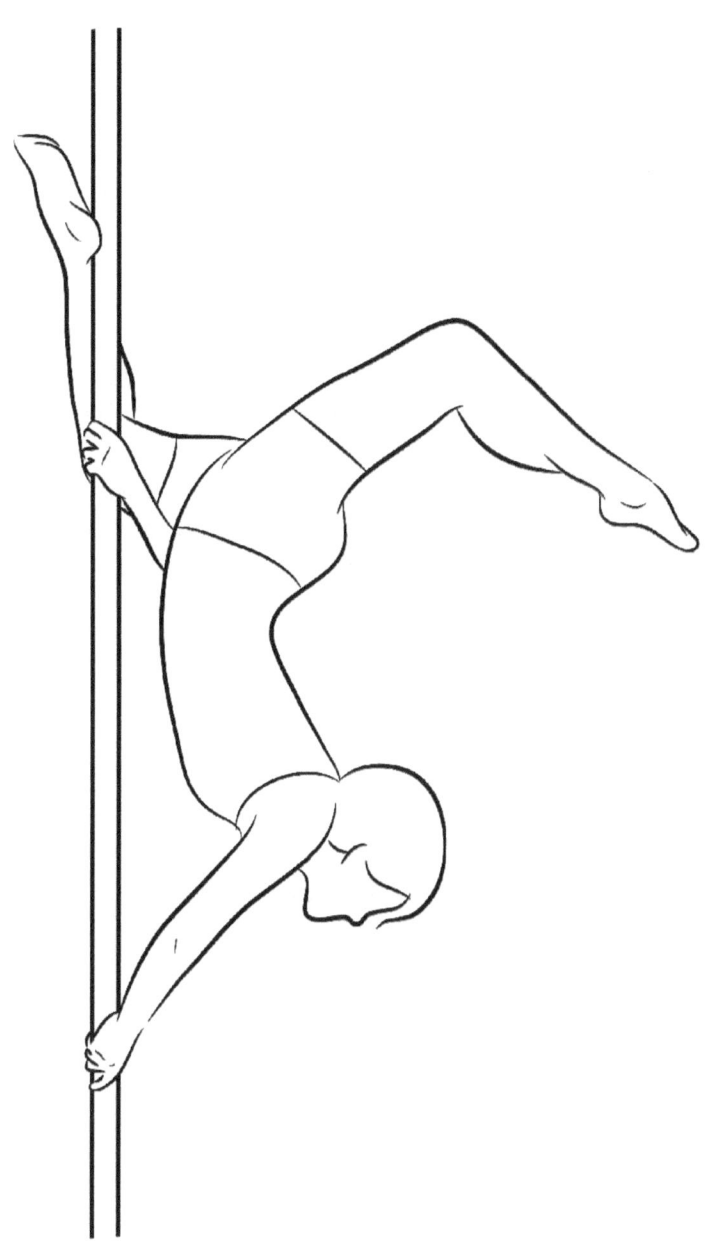

Crucifijo Invertido

Hay varias maneras de hacer esto. Si te gustan las paradas de mano o *handstands*, puedes hacerlo desde una posición de *handstand* contraria. Personalmente, me gusta hacer el crucifijo invertido desde una inversión básica. Puedes empezar de cualquier manera, pero asegúrate de agarrar el tubo con los muslos, sujetándolos allí. Debes tener una pierna delante de la otra, con una delante del tubo y la otra tras él. Luego procede a cruzarlas en los tobillos. A continuación, asegúrate de que tus piernas están apretadas, y de ahí, mueve los brazos hacia fuera y mantenlos a los lados. Puedes sentir cómo las piernas se sostienen allí, y es una gran manera de trabajar en el acondicionamiento de la pierna. Este es personalmente uno de mis movimientos favoritos, y es uno que no requiere demasiado esfuerzo, excepto piernas fuertes.

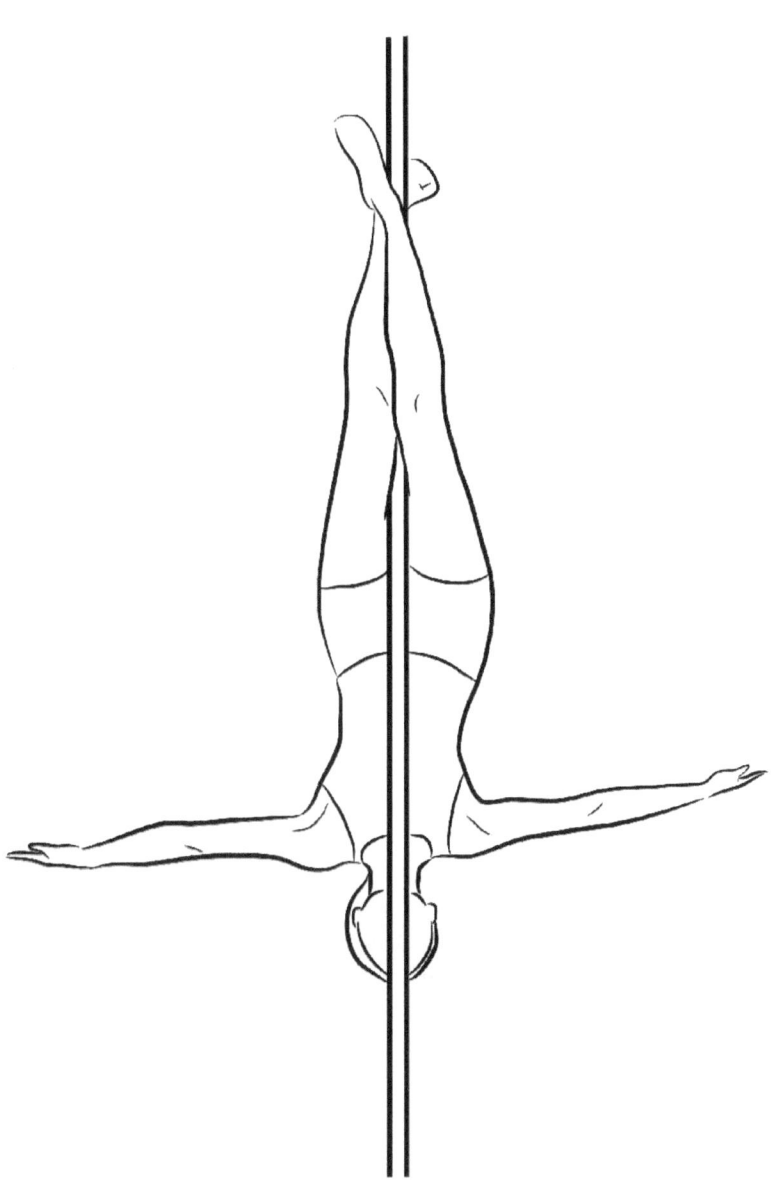

Brass Monkey

Esta es una variación en cierto sentido del Crucifijo invertido. Debes comenzar invertida, pero en lugar de tener las piernas completamente rectas, debes tenerlas dobladas en la rodilla. Puedes subir el tubo para ayudar a que luzca mejor, y de allí, mantén tus manos juntas en un agarre de béisbol. Desde allí, mantén las piernas juntas, apuntando los dedos de los pies y sosteniéndote allí. Arquea tu espalda y deja que tu cabeza cuelgue. Esto es un poco complicado, pero una vez que lo consigues, es bastante divertido.

Definitivamente vale la pena probar estas inversiones, y sin duda pueden ayudarte a llevar tu pole dance más allá. Inténtalas, y trabaja en ellas con cierta frecuencia para que llegues a dominarlas. Combínalas con movimientos de principiante para rutinas aún más vistosas.

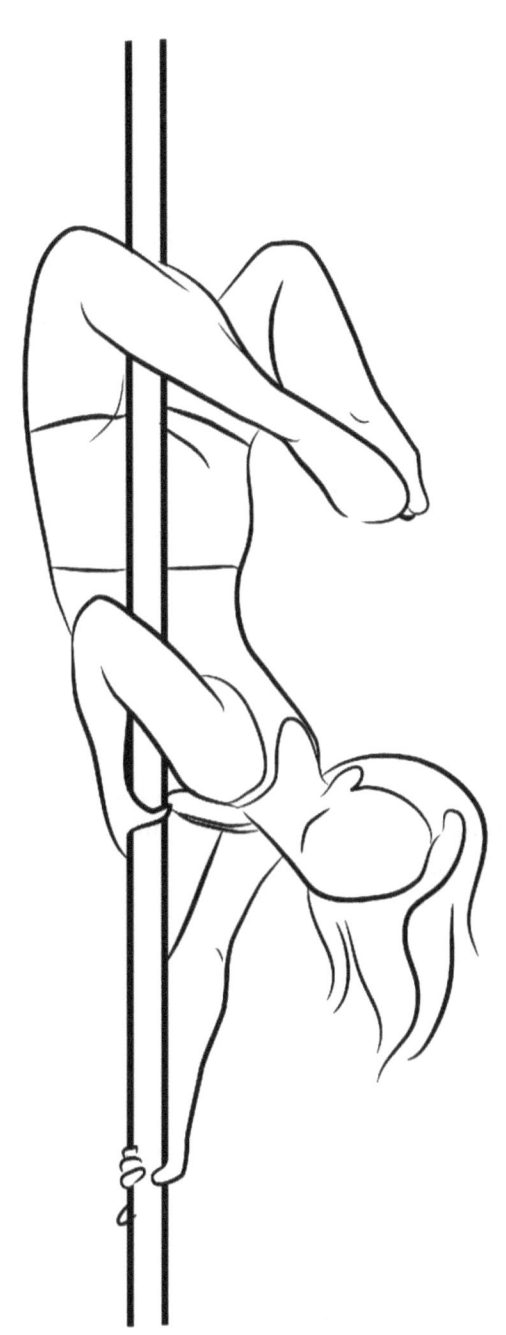

La Súper Inversión

Otro de los movimientos que mucha gente quiere probar es la "súper inversión". Estas monturas o *mounts* de hombro son buenas, pero conllevan un poco de peligro, sobre todo porque la gente tiende a caer cuando empieza a practicarlas. Pero, si quieres llegar a ser mejor, definitivamente debes intentar éstas. Hay algunos consejos de seguridad que repasaremos junto con las instrucciones, para que lo hagas mejor y tengas éxito.

Cómo hacer una Súper Inversión

Empezaremos viendo cómo se hace. Al comenzar, debes estar tocando el tubo con la espalda, con la columna vertebral en un lado. Es mejor mantenerla en tu lado dominante.

Entonces debes agarrar el tubo con la mano más cercana en un agarre "de copa", por encima de tu hombro interno. Un agarre de copa es cuando tus dedos y pulgares están en el mismo lado del tubo, con el pulgar más cercano al suelo. Con el brazo externo, aquel más alejado del tubo, realiza un agarre de copa por encima del nivel de tu cabeza.

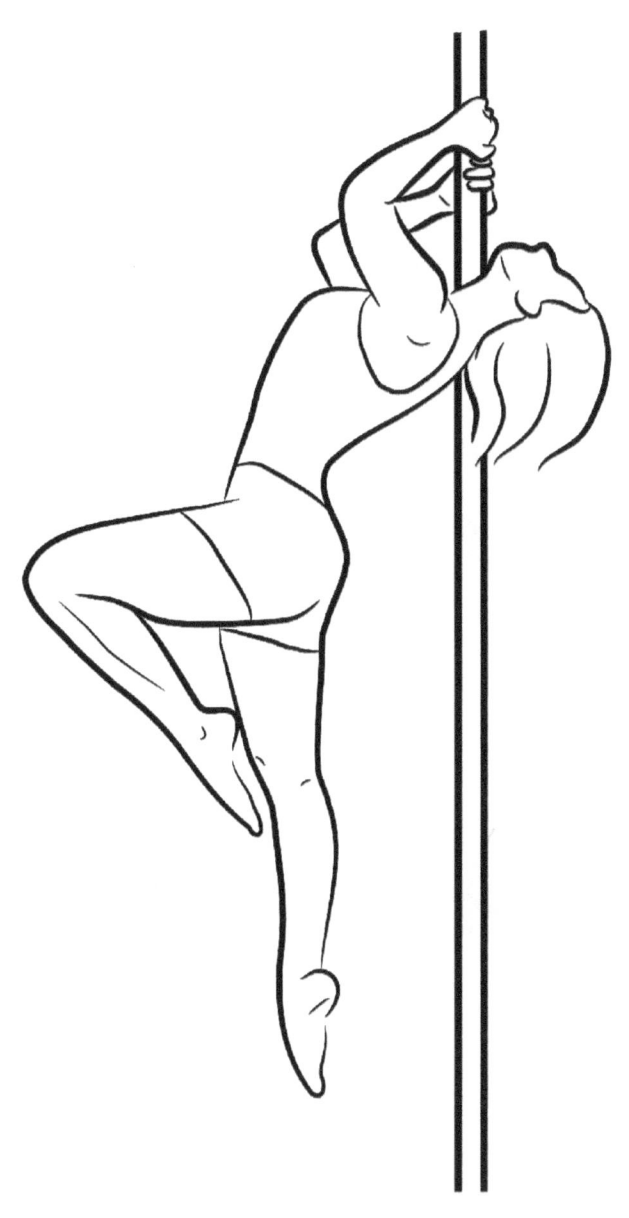

Ahora, tira del tubo. La mejor manera de hacerlo es visualizar lo que estás haciendo. Imagina que vas a lanzar el tubo a través de la habitación. Obviamente no lo harás, pero si lo visualizas, tus codos empezarán a acercarse uno al otro cuando comiences a halarlo. Necesitas mantener el contacto entre el tubo y tu hombro en todo momento. También debes mirar hacia arriba.

Cuando estás comenzando a aprender, debes tener tu pie interior en el frente y el exterior detrás del tubo, es decir en su parte exterior. Esto te ayudará a pasar a la siguiente posición.

A partir de ahí, debes mover la pierna trasera, que está contra el tubo, a lo largo de él hacia el techo. Luego, sube tu pierna interior Debes entonces tener la pierna exterior por delante del tubo, y la pierna interior por detrás. Esto te llevará a un agarre de inversión básica.

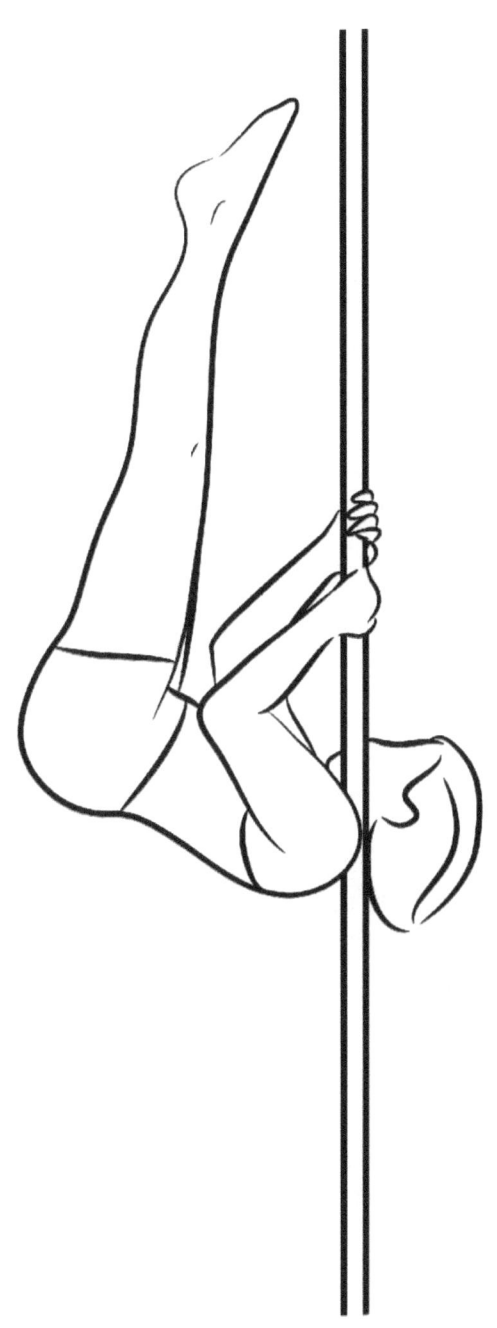

Una vez allí debes apretar las piernas y alejar tu clavícula del tubo, de modo que puedas rotar de frente al tubo.

Esto requiere de mucha práctica, y es muy difícil acostumbrarse. Éste es probablemente el movimiento más difícil en este libro, pero si llegas a dominarlo, definitivamente te sentirás genial.

Ahora, si lo has dominado con la pierna exterior detrás del tubo, puedes hacer una súper inversión *Deadlift*, teniendo tus pies derechos y aparte delante del tubo, y después levantando con tus caderas. Esto requiere mucha más fuerza abdominal, pero en última instancia, le dará apariencia aún mejor a tus movimientos, y si lo que estás buscando es fluidez en tus movimientos, definitivamente ten esto en consideración.

Ahora que sabes sobre la súper inversión, hay algunas cosas que debes tener presentes, y la siguiente sección discutirá algunos consejos de seguridad que debes aprender.

Consejos de seguridad

Las súper inversiones se ven muy bien, pero tienen su cuota de riesgo. El mayor peligro es realmente caer sobre tu cabeza o tu hombro. Lo peor que muchos obtienen es un hombro morado, y he conseguido algunos cuantos "besos" del tubo de esta forma. Sin embargo, hay algunas maneras de ayudarte con esto.

Si estás luchando para lograr elevar tus pies, intenta hacer las cabriolas, o *prances*, de la súper inversión. Esto se mencionará en otro capítulo, y es una gran manera de ayudar a acostumbrarte a "patear" tus piernas para llevar tu cuerpo hacia arriba. Intenta estos consejos si se te dificulta todo esto.

Si te preocupa caer sobre tu cabeza, observa el entorno donde está el tubo. Lo mejor es no hacer pole dance sobre pisos de madera, pero es aún más imperativo cuando estás tratando de dominar una súper inversión. Idealmente, si tienes que hacerlo en una superficie de madera dura, debes asegurarte de tener alfombras alrededor del área, de manera que cuando lo intentes, no termines golpeando dolorosamente tu cabeza u hombros.

Es mejor no enfocar una sesión de *pole* completa en esto. Sí, realmente lo quieres aprender, pero se necesita mucha práctica y técnica, y algunos pueden terminar trabajando en esto todo el tiempo y no llegar a ninguna parte. Es por eso que es imperativo no enfocar toda tu práctica en esto. Sí, un poco de tiempo dedicado a las súper inversiones es bueno, pero también es importante que te asegures de trabajar en otras inversiones y giros, para que no sientas que no estás avanzando.

Estos trucos son difíciles, y no son algo que puedas aprender en un día. A menos que tengas abdominales "asesinos" y hagas *pull ups* con inversiones en el gimnasio constantemente, no podrás. Es un agarre complejo. Si te sientes frustrada, es mejor que te detengas, trabajes en otra cosa y de allí vuelvas a esto. Todavía estará allí cuando regreses, y definitivamente deberías aprender esto cuando estés en tu forma más fuerte.

También es importante aprender los agarres. El agarre de copa es el que se usa en este caso, y es importante que no intentes hacer ningún otro. Esto es porque la inversión fue hecha para mantener tu cuerpo arriba de esa forma. Si lo haces de otra manera, podrías terminar lesionando tu muñeca, al torcerla mientras sostiene tu peso. Asegúrate de no intentar hacer ningún agarre extraño con este truco; sólo hazlo con un agarre de copa.

Ahora, aunque intentar las súper inversiones puede ser un poco aterrador, a menudo son algo que la mayoría de los amantes del pole dance quiere aprender. Si vas a intentarlo, recuerda los consejos de seguridad y cómo hacerlo. Es mejor también asegurarte de realizar ejercicios abdominales, ya que de ahí provendrá la "sustancia" de tus movimientos. Al aprender a hacer esto, tomándote el tiempo para aprender de manera efectiva a mover tu cuerpo así, podrás sentir los efectos, incluyendo la diferencia en cómo se siente tu cuerpo con cada movimiento individual. Es un movimiento muy bonito, uno que se ve elegante, pero recuerda que para poder lucir tan elegante, necesitas practicar.

Poses intermedias para mantener en el tubo

Ahora, puede que algunas de ustedes estén más interesadas en mantener poses en un tubo estático. Si has estado trabajando más así, hay algunas poses geniales para probar. Este capítulo explicará cómo hacer cada una de ellas y las mejores maneras de hacerlas. También son buenas para ayudar de diversas maneras con inversiones intermedias y otros movimientos.

Parada de manos o *Handstand*

Esta es la pose más básica para probar, pero si no eres gimnasta, puede ser difícil. Para realizarla debes llevar tus manos al piso, separadas a la medida de los hombros. Patea tus piernas hacia arriba y de allí, déjalas descansar contra el tubo. Ten cuidado de no golpearlas accidentalmente contra el tubo. Desde allí, puedes hacer agarre con las piernas, para ayudarte a mantener la pose. Esta es una buena idea si eres buena haciendo *handstands*, pero mala haciendo inversiones.

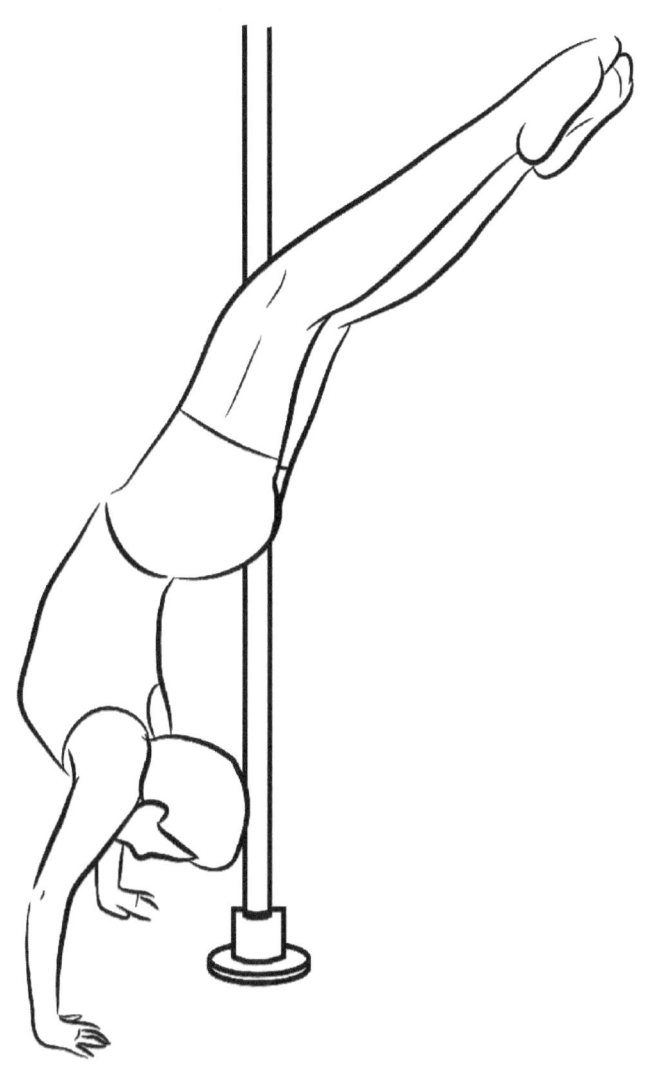

Handstand contraria

Este es el reverso del *handstand*. Esencialmente, debes estar justo contra el tubo, y de allí subir tus piernas y reposarlas allí. Querrás usar los pies para agarrar el tubo, sosteniéndolo allí. Tus manos deben estar separadas a la distancia de los hombros. Esta pose es bastante más difícil, y a menudo resulta en lesiones. Si todavía estás tratando de aprenderla, asegúrate de empezar teniendo las piernas contra el tubo, sosteniéndolo, y de allí, subir las manos hasta que estés en la posición de parada de manos.

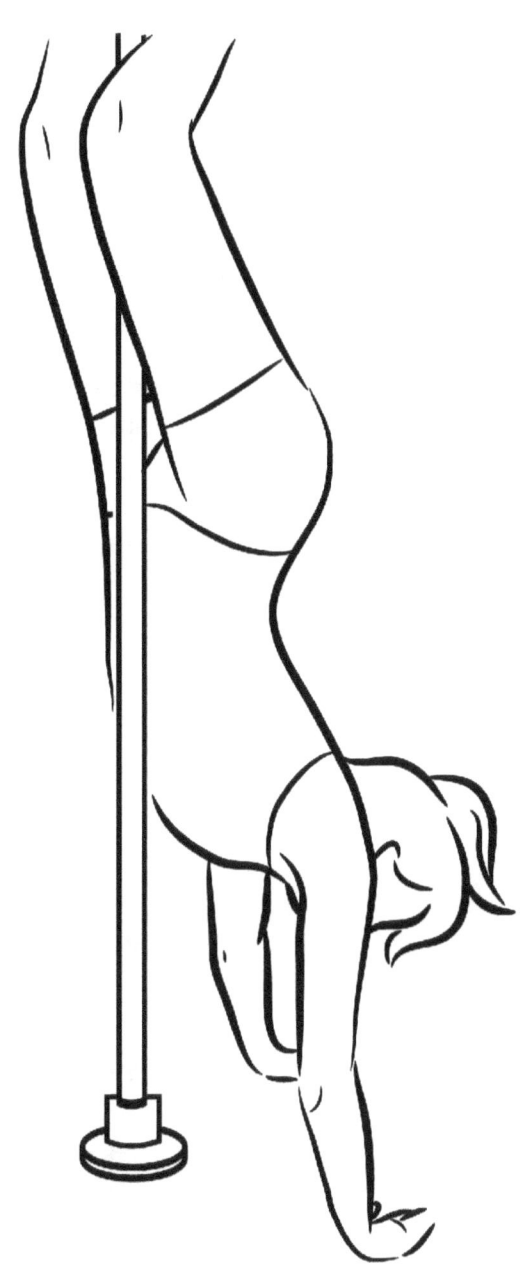

Arco y Flecha

Esta es otra variación del *handstand*. Si quieres trabajar en mantenerte en parada de manos, o en una inversión donde sólo tienes una pierna en el tubo, entonces esto es para ti. Para empezar, ve a una posición de *handstand* normal, y a partir de ahí, envuelve sus piernas alrededor del tubo. A partir de ahí, quita lentamente tu pierna más débil, y enrosca el tobillo de tu pierna dominante alrededor del tubo, manteniéndolo allí. Así, puedes mantener la pose, con una postura segura, y tu cuerpo recto. Toma un poco acostumbrarse, pero es un gran ejercicio para quienes se atrevan a probarlo.

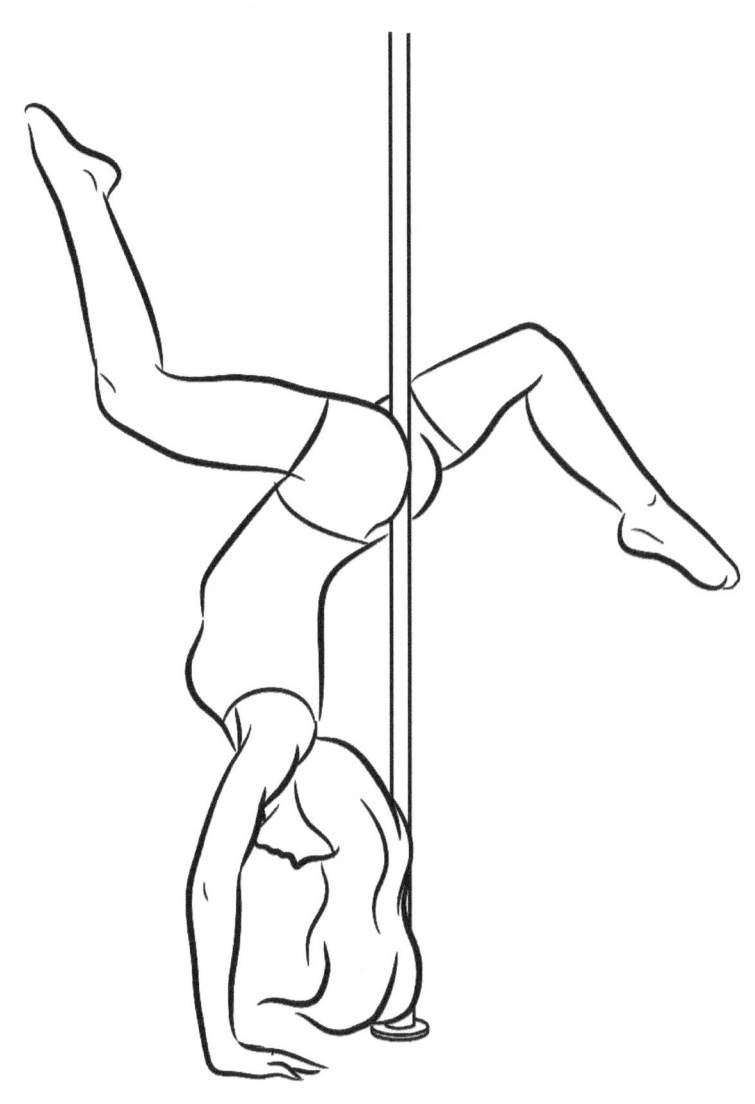

Peter Pan

Esta es una pose divertida para aprender, y añadirla a una combinación en una rutina hace que se vea increíble. Para comenzar, haz una escalada simple, manteniendo el tubo entre las piernas. Luego estira ambas piernas y une o cruza los tobillos. Mueve tu torso hacia adelante para que la mitad superior de tu cuerpo esté en frente del tubo. Extiende las manos y mantenlas allí. Para salir de la pose, simplemente mueve tu espalda a donde estaba antes y deslízate hacia abajo.

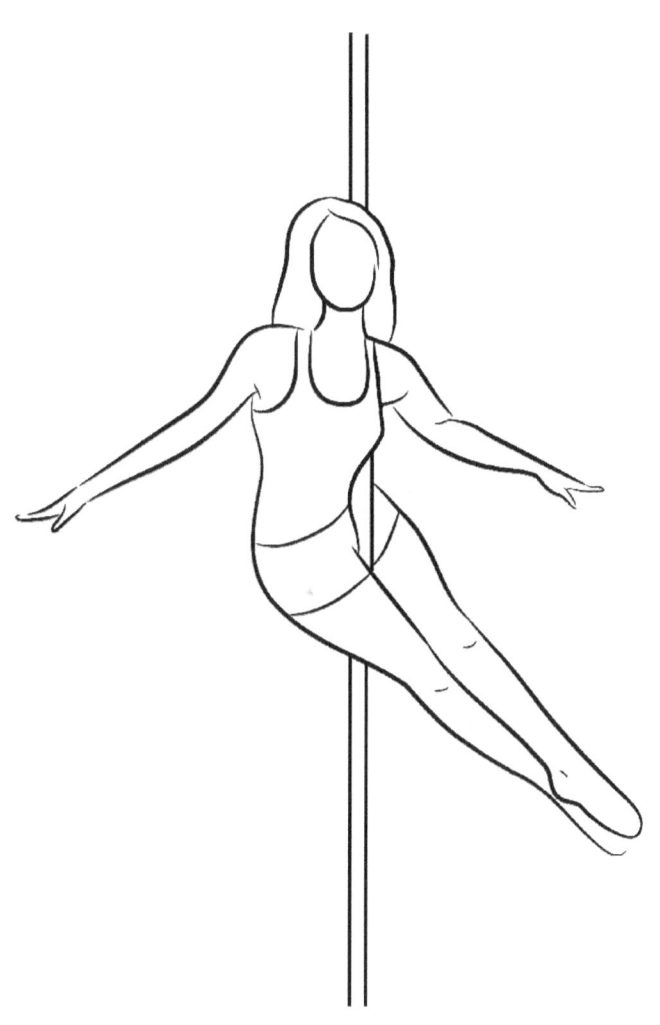

Jasmín

Esta es probablemente una de las poses más difíciles de aprender. Para empezar, debes estar en una posición invertida. A partir de ahí, desliza tu cuerpo alrededor del tubo, hacia el lado de tu pierna exterior, manteniéndote allí. Ahora debes doblar las rodillas, agarrando el tubo entre ellas, y sosteniéndolo con tu mano. Fija allí tu posición.

Si quieres hacerlo con una pierna recta, que es mucho más difícil, debes comenzar a partir de una inversión normal. De allí, enrosca una pierna alrededor del tubo y la otra detrás. Entonces deja que uno de tus brazos caiga hacia el último tercio del tubo, sujetándolo allí, empuja tu cuerpo hacia afuera, y luego deja que tu mano lo sostenga allí. Esto es mucho más difícil que con la pierna doblada, así que domina esta pose antes de pasar a esa.

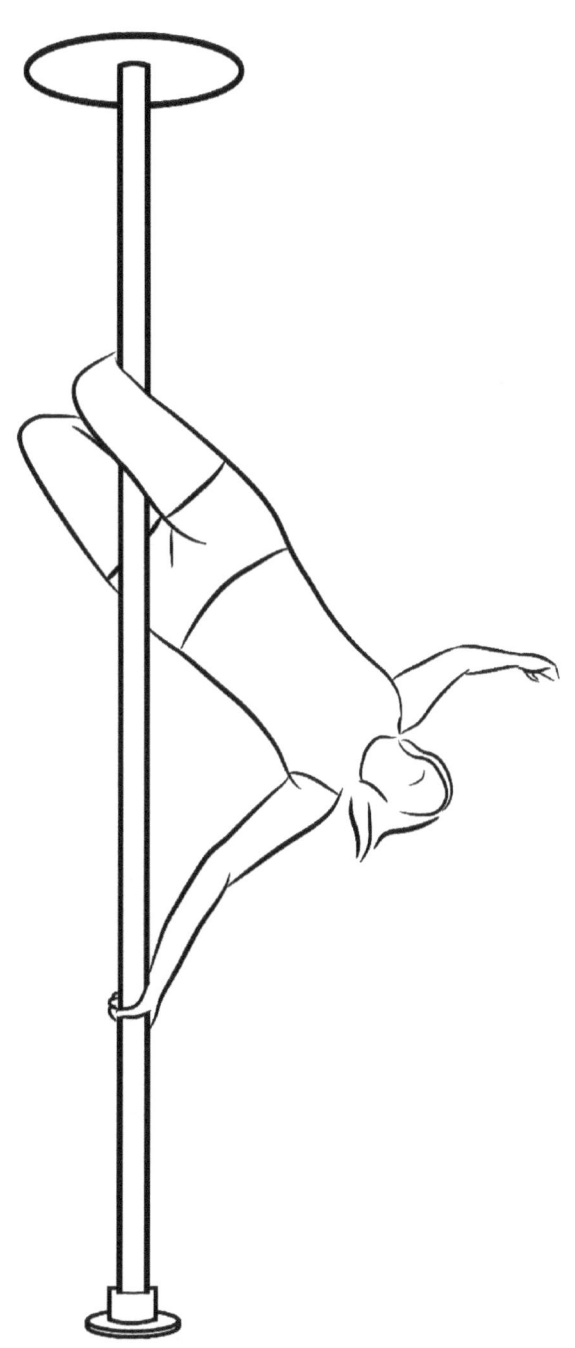

Layback o Plancha contraria

Éstas poses son generalmente más difíciles, no debido su naturaleza, sino porque tienes que condicionar tu cuerpo para soltar el tubo. A partir de esto, comienza en una "sentada" de *Pike* normal. Lleva tus piernas arriba, y mantén trasero y piernas en el mismo nivel. Para empezar, puedes tener tu mano interior contra el tubo. Lentamente mueve la otra mano hacia atrás, agarrando el tubo por detrás. Esto también se puede hacer sin manos si tienes la condición física para ello y tus piernas son lo suficientemente fuertes para el agarre. Ten en cuenta, sin embargo, que esto puede causar mucho dolor en las piernas, simplemente porque si no estás acondicionada allí, puede ser un problema.

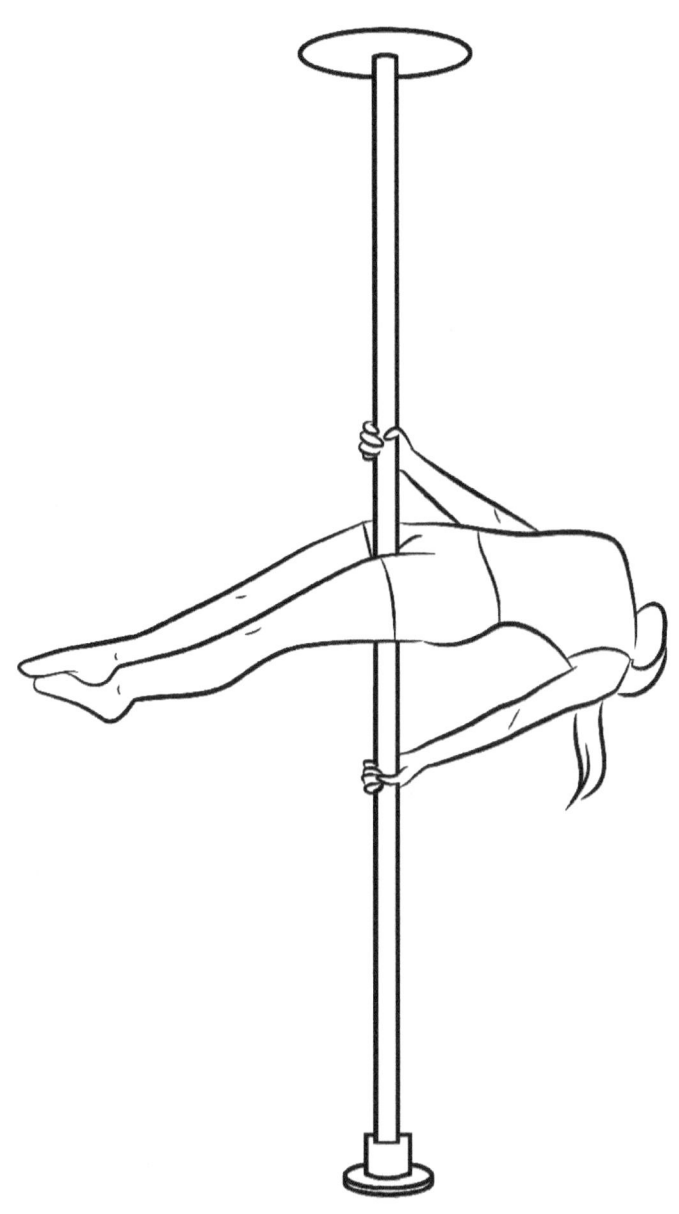

Agarre de axila

¿Sabías que puedes sostener tu cuerpo con las axilas? Sí, ciertamente puedes. Comienzas subiendo tu pierna derecha en una posición doblada y sujetando con ella el tubo, dejando recta tu pierna izquierda. Luego abraza el tubo con tu axila, sosteniendo allí tu cuerpo firmemente. Es importante asegurarte de no estar demasiado sudorosa allí, ya que puede afectar el agarre en el tubo. Mantén el agarre, y si es necesario, puedes involucrar la parte superior del brazo allí, para mantenerlo mejor. Éste es un gran tipo de agarre si buscas agregar un toque visual agradable a tu rutina.

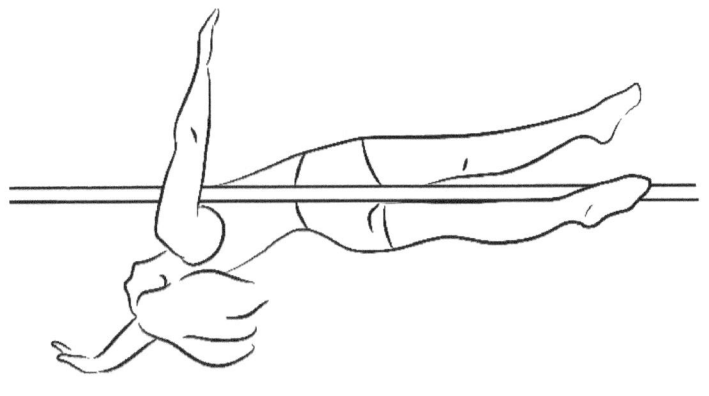

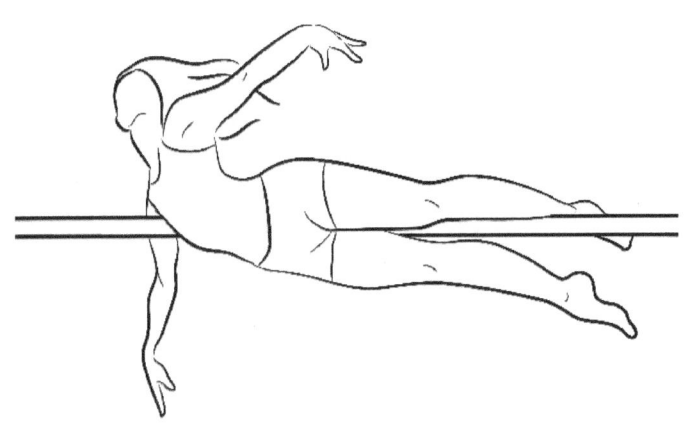

Agarre de codo o *Elbow grip*

Éste es un agarre que puedes utilizar mientras giras, o no. Para empezar, debes estar en una posición de *pole* normal o *pole position* (subida al tubo, de frente). A partir de ahí, envuelve tu mano dominante contra el tubo, dejando tu codo casi acunándole. Ahora puedes apoyar tu peso allí, sosteniéndolo para ayudar a fortalecerte. Esta es una gran manera de ayudar a acondicionar diferentes áreas, facilitándote las cosas.

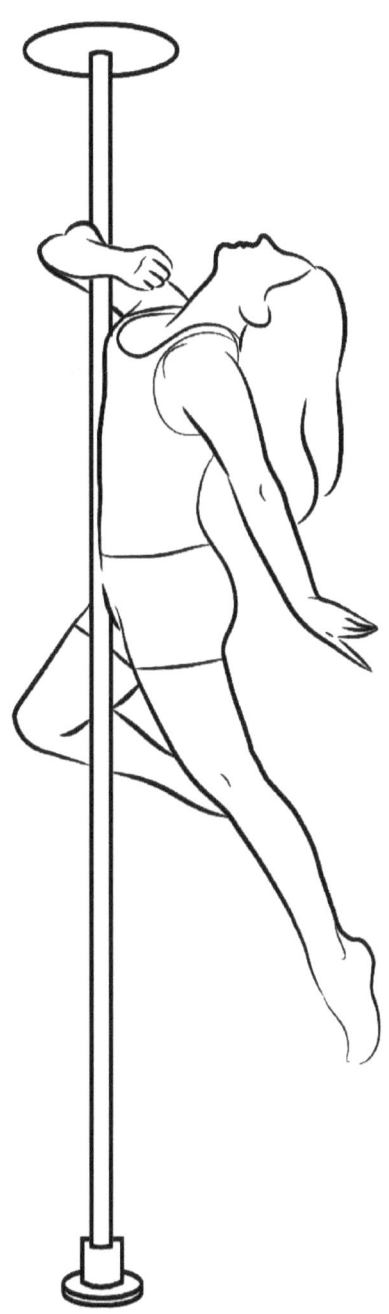

Bomba

Este es un bonito truco si estás buscando algo de acción invertida extra.

Para empezar, entra en la posición invertida, y desde allí, recoge tus piernas. Puedes mover la parte inferior de las piernas hacia adelante, envolviéndolas alrededor del tubo. Típicamente, son tus muslos los que te están sosteniendo allí, pero puedes también utilizar tus manos para agarrar el área. Desde allí, envuelve tus manos contra el tubo o alrededor de tu cuerpo. Debes trabajar para conseguir mantenerte tan "acurrucada" como sea posible.

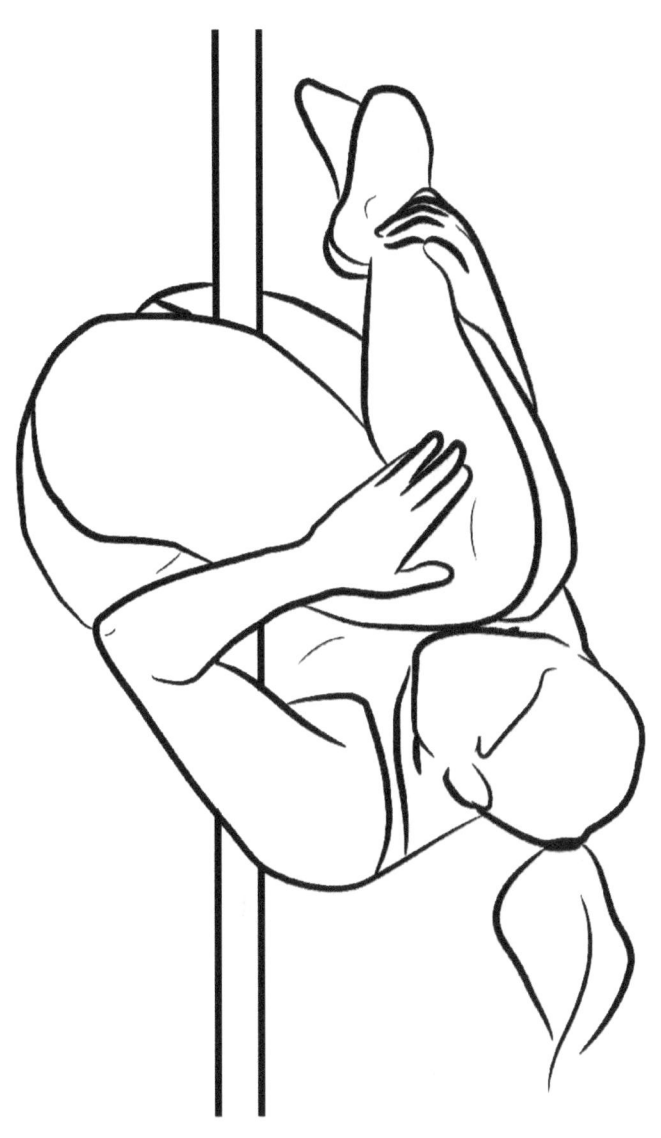

Cupido

Finalmente, está el Cupido. Este es súper fácil en comparación con otros, pero es sin duda algo que debes probar. Para empezar, desde el suelo o una escalada lateral, sujeta el tubo desde arriba con la mano más cercana, y luego envuelve esa misma pierna alrededor, haciendo enganche de corva a la altura de tu cintura. Desde allí, inclínate hacia atrás, usando la rodilla y el brazo para soportar tu peso corporal, y lleva tu otra pierna al tubo, apoyando el pie en él y enderezándola para ayudar a apoyarte. Mantén la pose, y sentirás el agarre y la tensión contra tus piernas. Esto es ideal para acondicionar la parte trasera de la rodilla, o corva; uno de los lugares más difíciles.

La mayor parte de estas poses son geniales para ayudarte con el acondicionamiento de tu cuerpo, y también una vez que comiences a hacer movimientos más avanzados. Puedes utilizarlas cuando estés practicando y te pueden ayudar si estás teniendo dificultades con los agarres, por ejemplo. Pruébalas, y ve por ti misma la diferencia que hacen.

Es recomendable comenzar a probar estas poses en tubo estático. De esta manera, puedes trabajar en sostener tu peso corporal mientras permaneces estática. Para muchos, esta es una gran manera de mejorar también sus giros, ya que estos pueden ser usados en conjunto con otras técnicas para crear combinaciones hermosas.

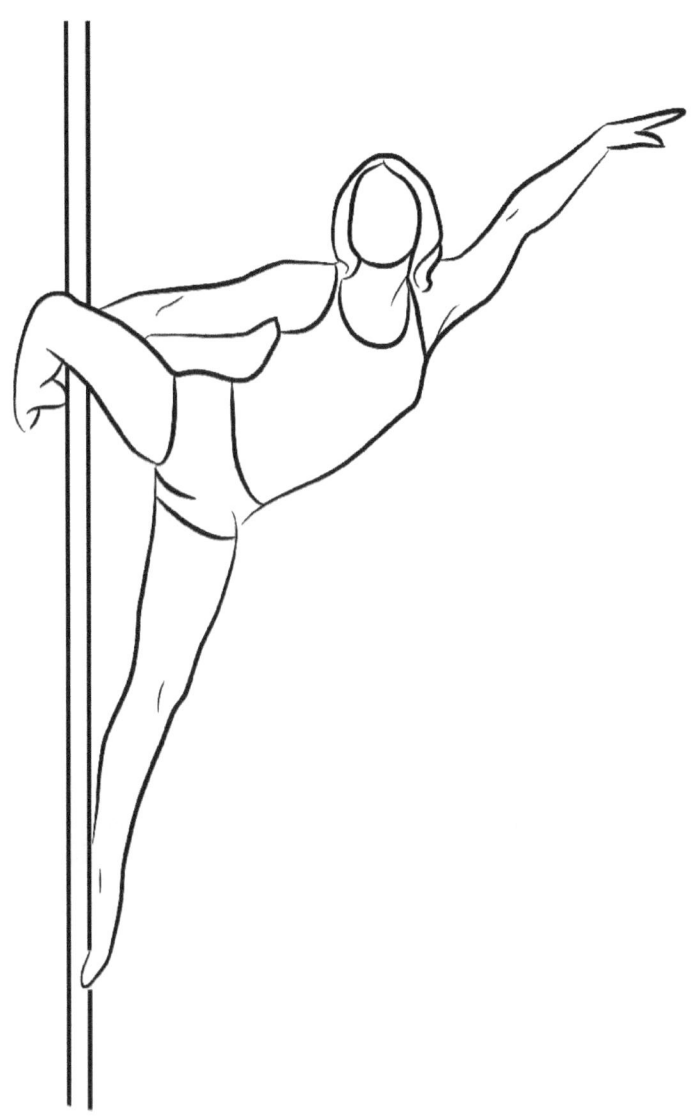

Deslizamientos y trabajo de piso

Aunque las poses se pueden hacer sobre el tubo, hay algunos deslizamientos asombrosos y trabajo de piso para ayudarte a hacerlo lo mejor posible cuando estás aprendiendo pole dance. Este capítulo te dirá cómo hacer cada uno de ellos, y estos ejercicios simples también te pueden ayudar a crear una gran combinación que sin duda te hará brillar.

Dive Up

Este es uno que se ve muy bonito, y podrás involucrar fuertemente tus abdominales. Para empezar, debes estar acostada de espalda con los brazos extendidos hacia cada lado, con tus manos como puntos de apoyo. A continuación, comienza a arquear lentamente tu espalda, y desde allí, utiliza tus abdominales para separar el torso del suelo a la vez que flexionas las piernas, subiendo las rodillas sin despegar los pies del suelo. Debes mantener la espalda arqueada.

Si realmente quieres probar algo complejo, trata de hacer esto desde el tubo y mantente allí, deslizando tu cuerpo hacia abajo para crear un aspecto magnífico.

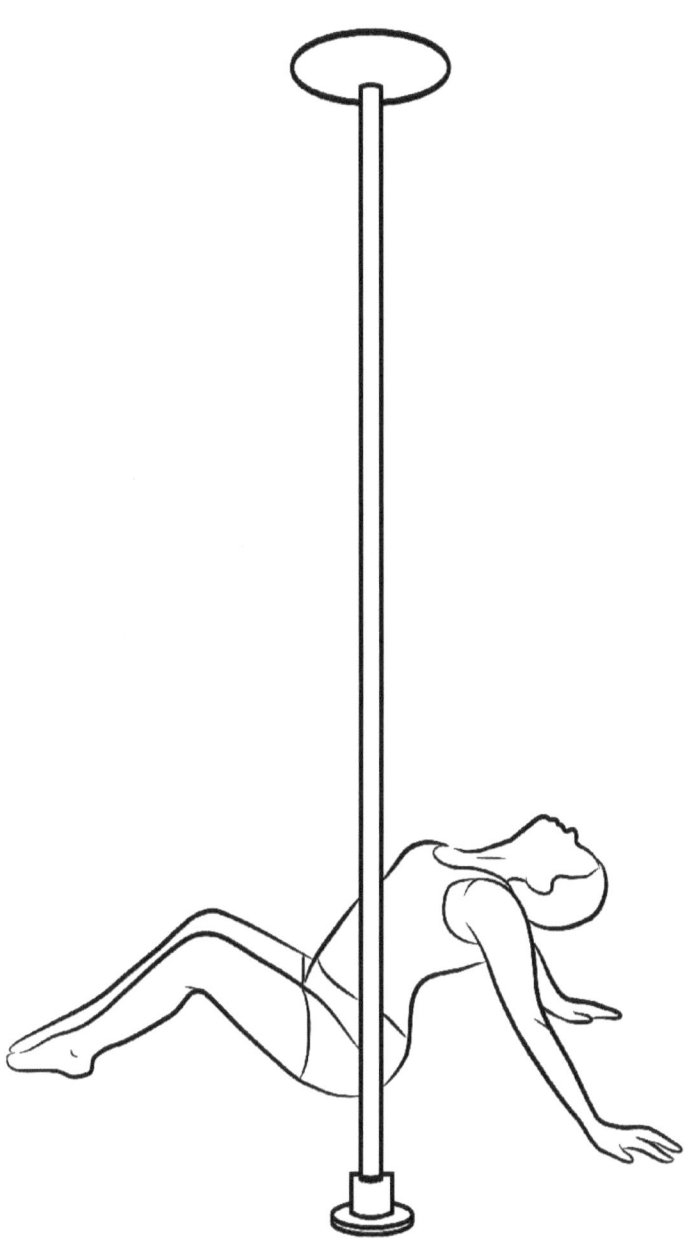

Cabriolas de Súper Inversión

La *súper inversión* fue discutida en un capítulo anterior, pero si estás buscando una bonita pieza de trabajo de piso, este es el momento.

Realmente no llegarás a hacer una súper inversión aquí. En su lugar, mantendrás tu cuerpo en el agarre, comenzando a patear tu pierna hacia arriba, tratando de llegar lo más cerca posible del techo. Ese es el objetivo que se quiere lograr con esto.

Sin embargo, en lugar de ser sólo una pierna, sube también la otra en línea recta detrás de ti, haciéndolo muy de cerca detrás de la primera. Puedes hacer estas patadas una y otra vez, y si estás luchando con la súper inversión, debes tratar de hacer esto primero para ayudar a acostumbrarte a usar los hombros de esa manera. Es de gran ayuda y puede hacer una diferencia en cómo te mueves cuando de eso se trata. También es una bonita pieza de trabajo de piso añadido, con el fin de ayudarte a verte aún mejor.

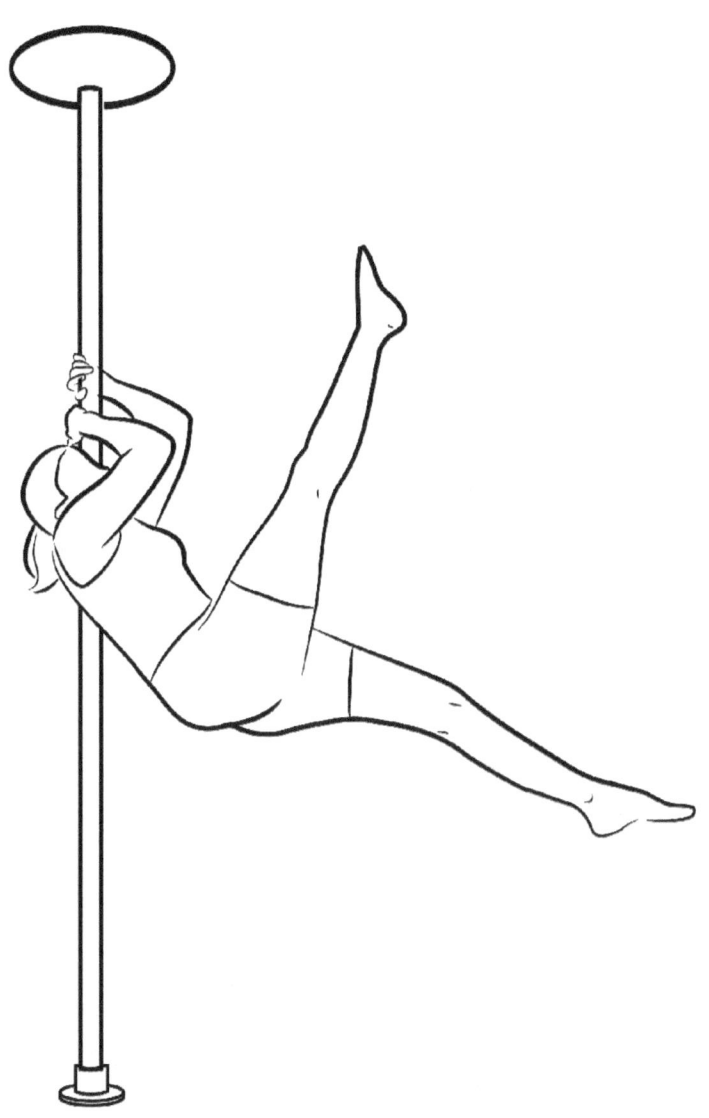

Wrist Seat

Este es un deslizamiento que requiere que tengas una gran cantidad de fuerza en los brazos, por lo que de no ser así todavía, trabaja en los otros movimientos antes de probar este.

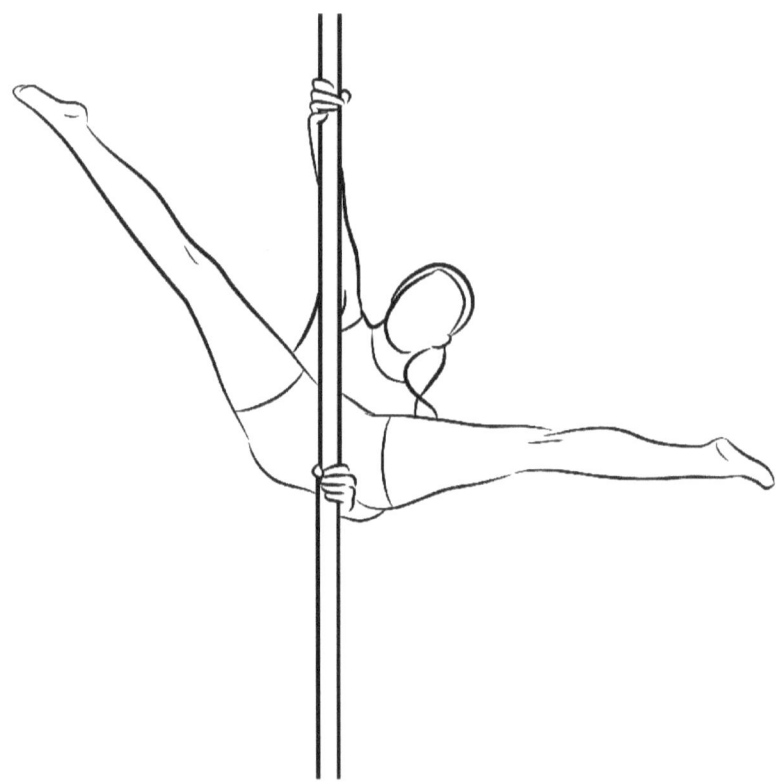

Para empezar, debes comenzar por subir el tubo lo más alto que puedas cómodamente. Debes tratar de llegar hasta la parte más alta, pero si no te sientes capaz, debido a la naturaleza de lo que debes hacer a continuación, es totalmente comprensible. Al llegar al punto en que te sientas cómoda, suelta el tubo con la mano más débil y colócala un poco más abajo, parecido a un agarre *split*. A continuación, debes inclinarte hacia atrás un poco y extender las piernas. Conviértelo en una posición a horcajadas o *straddle* mientras te deslizas lentamente por el tubo. También es imprescindible que tengas los dedos de los pies en punta, para una apariencia más bonita y mucho más fluida. Si estás luchando con la ansiedad de mantener esto desde más arriba, es mejor que comiences desde una posición inferior, que hará que te sea mucho más fácil.

Escalada lateral

Esta puede ser una pieza extra de trabajo de piso, o incluso ayudarte con tu posición. Para comenzar debes tener tu pierna interior alrededor del tubo, tener las manos cerca una de la otra en un fuerte agarre de retención o *strong-hold*. A partir de ahí, tira de tu cuerpo hacia arriba y ten tu pierna exterior contra la parte posterior del tubo. Básicamente estarás usando la rodilla interior para comenzar a escalar y a partir de ahí, la pierna recta le seguirá. Esto requiere mucha más fuerza en los brazos que las otras escaladas, pero también te da la oportunidad de entrar en algunas posiciones geniales, lo que sin duda hará brillar tus combinaciones de pole dance.

Estos movimientos adicionales son grandiosos para añadir a cualquier combinación que desees. Toma algo de tiempo aprenderlos, y se necesita un poco de paciencia, pero una vez que los domines serás capaz de utilizarlos en conjunto con todo lo demás para crear movimientos magníficos.

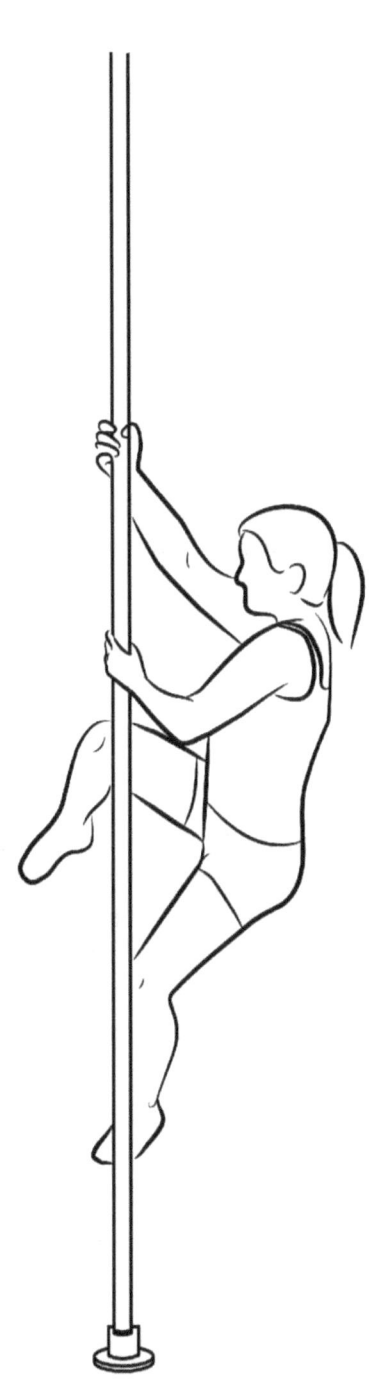

Intermedio no significa fácil

Con este libro has aprendido algunas acciones de pole dance intermedio. Ahora bien, a menudo es aquí donde muchas personas se atascan cuando están aprendiendo, ya que incluso estos movimientos intermedios toman un poco de tiempo para acostumbrarte, y suelen ser difíciles.

Sin embargo, no tienes que conformarte con esto. Puedes llegar a ser mejor, y con cada uno de los movimientos, si los practicas una y otra vez, sentirás llegar los resultados. Con frecuencia, se requiere de fuerza física específica, así que si no has estado ejercitando brazos o abdomen, sería mejor que consideres hacerlo. Sin embargo, también se puede obtener este tipo de fuerza a través del aprendizaje de los movimientos en sí, lo que es bastante práctico.

Con este libro has aprendido muchos agarres y movimientos clave de pole dance. Esta es la base de muchos de aquellos más difíciles, y es a menudo algo que muchas personas quieren trabajar. Así que si comienzas en esto, el siguiente paso es practicar estos movimientos una y otra vez. Es posible que tengas que practicar cientos de veces antes de que realmente logres dominarlos. Sin embargo, una vez que te familiarices y los aprendas, inmediatamente verás y sentirás la diferencia. Este libro es la siguiente parada si ya has dominado el nivel principiante, y a medida que avances en tu experiencia de pole dance dominarás estos movimientos también.

¿Lista para llevar tu *pole dance* al nivel avanzado?

Busca *Pole Dance Avanzado* en Amazon

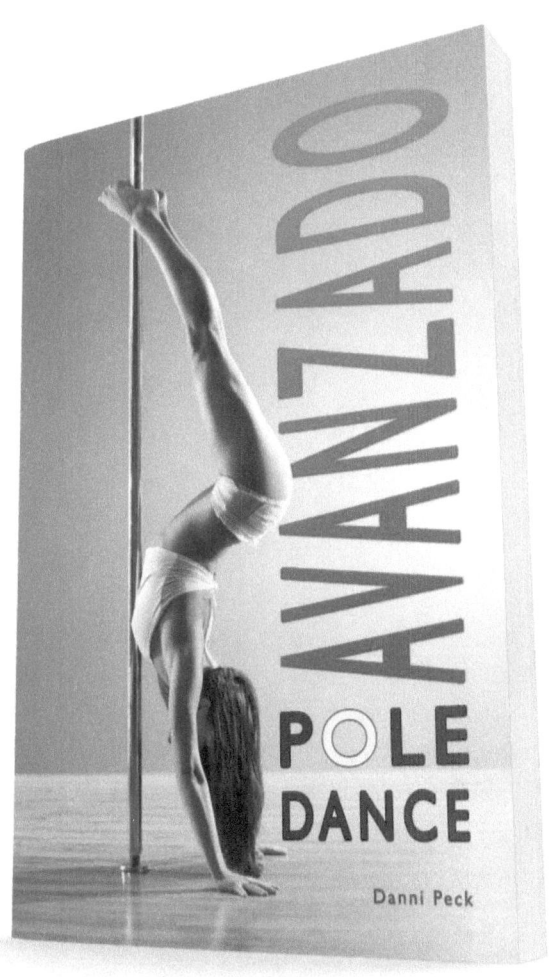

www.ingramcontent.com/pod-product-compliance
Lightning Source LLC
Chambersburg PA
CBHW050431290526
45786CB00003B/1480